入門
運動器の超音波観察法

日本超音波骨軟組織学会　編

医歯薬出版株式会社

序　文

　われわれの日本超音波骨軟組織学会が正式に設立されたのは平成13年3月である．運動器領域における骨・軟部組織を対象とする超音波研究会として藤田紀盛会長のもとに，前組織を発展解消し再構築された．平成16年3月には法人格を有する学会として設立登記され，会員も800人余りとなり，多くは柔道整復師である．

　一方，柔道整復師の超音波検査機器取り扱いにおける厚生労働省の見解は，平成15年9月に「柔道整復師が施術に関わる判断の参考とする超音波検査については，柔道整復の業務の中で行われていることもある．」との回答（厚生労働省医政局医事課長）があり，その使用を正式に認めたものと考えられる．

　したがって，本学会では学会活動の一環として，会員の走査技術向上を図るために，超音波観察法の実技指導を行い，教育セミナーとして開催している．受講生の技術レベルにより，入門，初級，中級へとグレードアップできる機会が設けられている．

　本書「入門 運動器の超音波観察法」は学会教育セミナーのテキストであると同時に，臨床に際して，運動器の超音波観察のための入門書として編集したものである．

　最近の超音波機器は技術革新によって，画像の解像度もよく，鮮明化され，また小型化も進み取り扱いが簡便である．日常臨床の現場はもちろんのこと，出張診療やスポーツ競技会場などの現場への持参も容易にでき，より的確な病態把握や判断が可能となっている．超音波機器のイノベーションとともにそれを扱う施術者のスキルアップもなされなければならない．

　外傷性の疾患を扱う施術者としては，正確な病態把握をすることがまず必要である．そのための検査機器として，柔道整復師が自らの業務の中で用いることが可能であり，客観的な評価ができる唯一の機器が超音波観察装置である．日常の臨床でより正確な判断をするために，超音波観察装置を用いて傷害部位の病態把握を行っている事実を，患者はもとより，社会の人々へ周知する努力が必要である．さらに，われわれ自らが超音波検査について基礎的，臨床的に大いに研修して，他の医療関係職の方々にも，そのエキスパートとして認められる必要があると考える．そのためにも，本学会で，さらなる研鑽が必要不可欠であり，教育セミナーを通じて超音波技術研修の輪を広げていただきたいと願っている．また，超音波観察が柔道整復師を養成する教育課程の中に組み入れられる必要がある．

　この小さな著書が多くの方々に役立つ存在となることを祈念している．

　本書の構成，ならびに執筆者は以下のとおりである．

　第1章　超音波工学の基礎：中村辰三，曽山良之輔
　第2章　超音波画像のみ方・よみ方：上肢編・柳田雅彦，下肢編・曽山良之輔
　第3章　臨床応用／六大関節の典型症例：増田雅保

　なお黒田康史評議員にはイラストのご協力をいただき感謝します．あわせて，本書に先立ち平成17年以来，本学会入会者に配布してきた『超音波観察入門』の著作委員嶋木敏輝理事のご功績に深謝いたします．

平成20年4月
著者代表　中村辰三

目 次

序文 ……………………………………………………………………………………… iii

第1章　超音波工学の基礎

はじめに /1
1. 超音波検査装置とその原理 ……………………………………………… 2
2. 波の要素 …………………………………………………………………… 3
3. 表示法 ……………………………………………………………………… 5
4. 走査様式 …………………………………………………………………… 6
5. 画像の成り立ち …………………………………………………………… 7
6. 超音波の周波数による特徴 ……………………………………………… 12
7. エコーレベル ……………………………………………………………… 13
8. アーチファクト …………………………………………………………… 14
9. 超音波検査装置活用のすすめ …………………………………………… 20

第2章　超音波画像のみ方・よみ方

1. 画像の描出の基本 ………………………………………………………… 21
2. 超音波観察のコツ ………………………………………………………… 21

■Ⅰ. 上肢編 ……………………………………………………………………… 25
1. 肩関節の観察 ……………………………………………………………… 25
2. 腱板の観察 ………………………………………………………………… 28
3. 肘の観察 …………………………………………………………………… 36
　　前方走査 /36　　外方走査 /41　　内方走査 /43　　後方走査 /45
4. 手関節・指部の観察 ……………………………………………………… 46

■Ⅱ. 下肢編 ……………………………………………………………………… 55
1. 股関節の観察 ……………………………………………………………… 55
2. 大腿部の観察 ……………………………………………………………… 58
3. 膝の観察 …………………………………………………………………… 62
4. 下腿部の観察 ……………………………………………………………… 76
5. 足部の観察 ………………………………………………………………… 82

第3章 臨床応用／六大関節の典型症例

はじめに /87
●上腕二頭筋長頭腱炎 /88　　●橈骨頸部骨折 /88　　●橈骨遠位端骨折 /89
●股関節捻挫・単純性関節水腫 /90　　●大腿部肉ばなれ /91
●オスグッド病 /92　　●アキレス腱炎 /93　　●第5中足骨骨折 /94

参考文献 /95
索　　引 /97

第1章　超音波工学の基礎

はじめに

　超音波検査装置で使用されている超音波は，2MHz以上の非常に高い音である．
　人間の可聴域は20～20,000Hzといわれ，聞くことのできない高い領域の音を利用したものである．この超音波を用いた検査装置は生体に対して非侵襲性に作られているので，害の恐れはなく，繰り返しての検査が可能となり，病状の経過観察が容易にできる．このことは柔道整復師の業務の中で扱う疾病，特に外力による損傷のときの客観的判断の根拠になり得ると同時に，特に軟部組織損傷の場合に的確な判断が可能となる．また，柔道整復の業務範囲のなかで，その施術の判断に超音波検査装置を使用することは合法的であると，厚生労働省医政局医事課長から回答があった（平成15年9月9日，医政医発第0909001号）．
　超音波は生体を媒体に伝播するとき，骨や筋肉などの各組織により硬さ（密度）が異なるため，その境界面で反射し，一部が透過する．また各組織に吸収され，散乱して減衰していくので，用途に応じた使用法が必要になる．画像上，反射する部位は白く，透過する部は黒く描出される．この輝度により生体の断層像観察が容易に画面上にリアルタイムに，しかも安全に得ることができる特徴がある（**表1**）．
　ただし，利用にあたっては，使用上のルールを守って適切に行わねばならない（**表2**）．

表1　超音波検査装置の特徴	
メリット	デメリット
・非侵襲性…身体に害を与えない．	・全体像の把握に不向き．
・可搬性…移動，持ち運び可能である．	・距離などの精度が低い．
・リアルタイム性．	・患者さんの状態で画像が変化する．
・低ランニングコスト…維持費，設備費．	・良い画像を得るには技術と慣れが必要．
・検査に時間がかからない．	・相対値を画像化しているので，絶対量が求められない．
	・画像を静止したり，同じ画面の再現が困難．

表2　使用上のルール
・業務範囲内で行う（診断は禁止）． ・内臓などを検査するのは禁止． ・問診・視診・触診，徒手検査の後に行う． ・患者や家族に検査の必要性を説明し，同意を得る． ・患側，健側の両方を比較する． ・観察結果は患者や家族に説明する．

1. 超音波検査装置とその原理

　超音波は人が聞くことのできないほど高い音で，検査装置には通常2MHz～15MHzを使用している．整形外科領域の検査では，7.5MHz～10MHzが使用されている．手を"ポン"と叩いたとき，パルス音波が発生する．このパルス音は空気中を伝播して，空気とは異なる音響媒体である壁にあたると，壁の表面（空気と壁の境界面）で反射を起こし反射エコーとなって戻ってくる（**図1**）．

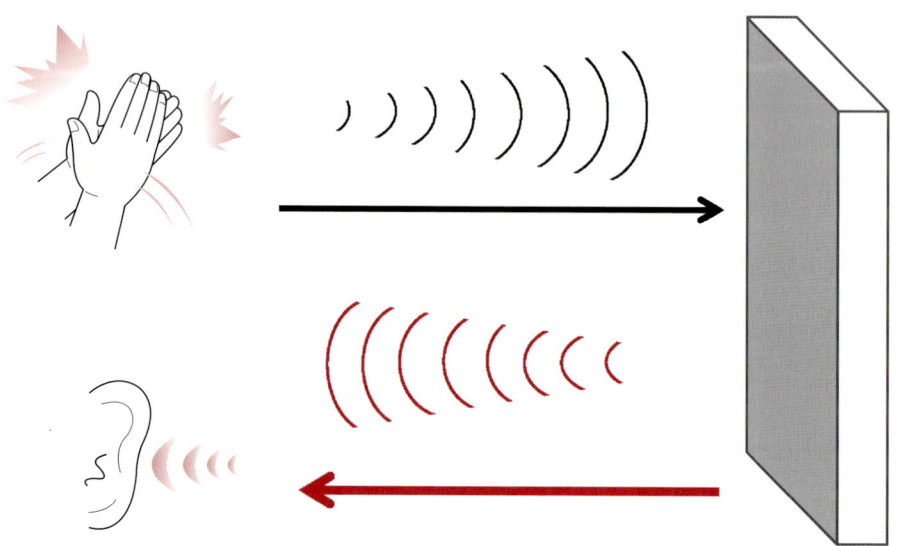

図1　手を"ポン"と叩いたときの，パルス音波と反射エコー

空気の伝播速度は1秒間に340m進む．壁が340m先にあったと仮定すると，音が出て壁にあたるまで1秒の時間がかかる．その壁に反射して，その音が聞こえるまでには2秒かかる．このように，音を出してエコーが返ってくる時間と音の伝播速度がわかれば，物体までの距離を測ることができる．その計算式は，下記のとおりである．

> 音速（c）＝周波数（f）×波長（λ）
>
> ＊周波数　1秒間あたりの振動数で，1秒間に1回の振動を1ヘルツ（Hz）という．
>   式から，波長は周波数が高くなるほど短くなる（$\lambda = c/f$）．

このように反射体の位置が異なると反射エコーの返ってくる時間が異なることを利用して，反射体の位置が測定可能となる．また，媒体の密度によっては，音波が透過するもの，一部反射するもの，ほとんど反射して戻るものがある．これらを利用すると，画像上には透過するものは黒く，反射するものは白くなるように画像化できる．これらが，超音波検査装置の基本的な考え方である．

2. 波の要素

図2のように，波の要素には周期，振幅，波長がある．
波の伝わり方（伝播）には，横波，縦波，表面波の3種類がある．

横　波：媒質の振動の方向と波の進行方向が垂直な波の伝わり方で，生体軟組織ではほとんど伝わることはない．

縦　波：媒質の振動の方向と波の進行方向が同じ（平行）波で，粗密波とも呼ばれる．生体軟組織で伝わる波である．

表面波：固体の表面を伝わる波で，横波同様に生体軟組織では（減衰が大きく）伝わらない．

その他に，波の要素を表す用語に周波数がある（**図3**）．周波数は1秒間の波の数で，振動数と同義である．Hz（ヘルツ）という単位で表す．

- **1周期**
  波が始まりの位置から，元の位置まで戻ってくるまで．

- **振幅（しんぷく）**
  波の振動の幅の半分．

- **波長**
  波の山と山，谷と谷の長さ．

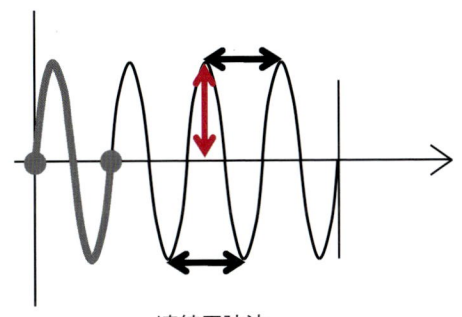

連続正弦波

図2　波の要素

↳ 周波数…1秒間の波の数．振動数．Hz（ヘルツ）

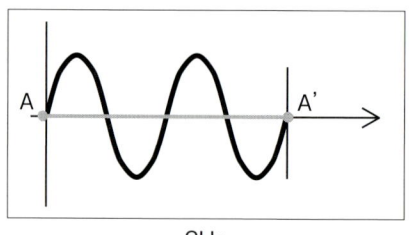

図3　周波数
図のAからA'の長さが1秒間とすると，上図では2つの周期の波があるので，この波の周波数は2Hz，同様に，下図では1秒間に4つの周期の波があり，4Hzという．

　波の伝わり方はさまざまである．可聴音の場合，音源で空気の振動が起き，その振動が耳に伝わり音として認識される．
　超音波検査装置ではどのように波（超音波）が発生し，生体に伝わり，認識されるのかを示すと，次のようになる（図4）．

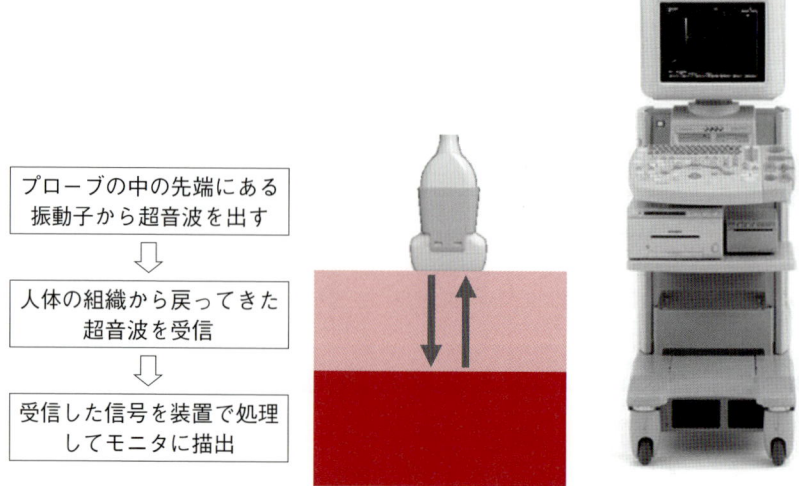

図4　超音波検査装置の波の発生と描出

① プローブ（探触子）の先にある振動子（transducer）から超音波を発生させ，この超音波が人体の各組織に伝わる．
② 人体の各組織から反射して，戻ってきた超音波を振動子で受信する．
③ 受信した超音波を，プローブと機器本体で電気信号に変換処理し，モニタに描出する．

3. 表示法

　超音波検査装置にはプローブと呼ばれる超音波送受信素子があり，プローブ内の振動子に電圧を加えると厚みが変化して超音波を発生する．逆に生体からの反射波を振動子が受けとり，それを電気信号として変換させて画像を構成している．このプローブから送信されたパルス音が生体内の各組織にあたり，その境界面からの反射エコーを受信して，音響特性により，ブラウン管上に画像を表示する．
　この表示法により「振幅」という意味の頭文字をつけ A モード（Amplitude-mode）法，「輝度」という意味の B モード（Brightness-mode）法，「動き」という意味の M モード（Motion-mode）法，ドプラ効果[注]を利用し血液速度や血流の有無を測定できる D モード（Doppler の頭文字から由来する）法を区別する．また，カラーモードはドプラの応用により B モード画像上で，近づいてくる血流は赤色で，遠ざかる血流は青色で表示する．3-D は 3 次元で表示する，などがある（表3）．

表3　超音波検査装置の表示法
・A モード（Amplitude：振幅）
・B モード（Brightness：輝度）
・M モード（Motion：動き）
・D モード（Doppler）
・カラーモード
・3-D

　超音波検査装置の表示法の中で，骨軟組織を観察する際に最も目にする機会が多いのは B モード法である．本書では，この B モード法について説明する（図5）．
　B モード法は，図の左に示すように，プローブ（探触子）から超音波ビームが放射され，媒質の境界面や内部の微小な粒子にあたり戻ってきた超音波の信号を，強さに応じて白から黒まで輝度の変化で表示する方法である．

[注] ドプラ効果：移動体にあたって反射した超音波はその移動速度により周波数変化を受ける．この現象をドプラ効果という．近くを通る救急車のサイレン音にみられる変化と同様である．

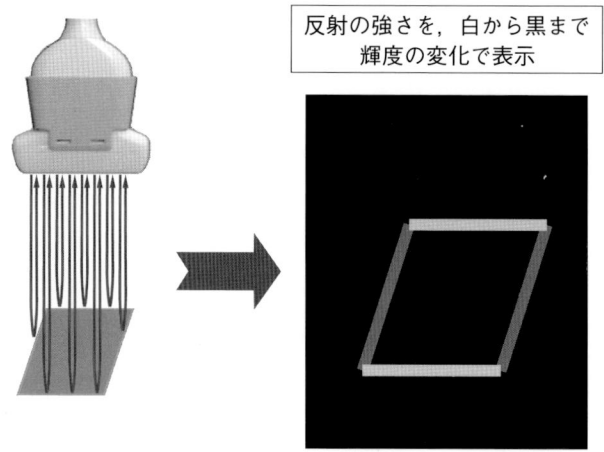

右画像は，密度が高い部位は反射して白く，中程度はグレイ，低い部位は黒くなることを示す模式図である．

図5　Bモード法

4. 走査様式

　振動子やプローブの位置，または超音波ビームを放射する方向を連続的に変え，エコー画像を構成することを「走査」という．走査の様式には，リニア，コンベックス，セクタ，ラジアル，アーク，サーキュラなどがある（図6）．

1）リニア走査

　骨軟組織を観察する際，最も多く用いるのが「リニア走査」である．リニアとは直線状という意味で，超音波ビームを直線状に平行移動して放射し，画像を描出する方法である．この走査様式を用いたのがリニアプローブである．リニアプローブは浅い部分の視野が広く，浅在部位の観察に適しており，筋や腱等の軟部組織や骨の観察に適している．

2）コンベックス走査

　超音波ビームをハの字状に移動して放射し，画像を描出する方法である．この走査様式を用いたのがコンベックスプローブである．コンベックスプローブは深い部分の視野が広く，腹部や産科の一般的な検査に適している．

3）セクタ走査

　超音波ビームを扇状に移動して放射し，画像を描出する方法である．この走査様式を用いたのがセクタプローブである．セクタプローブは浅い部分の視野は狭く，深い部分の視野は広い．骨や肺に囲まれた心臓を観察するのに適している．

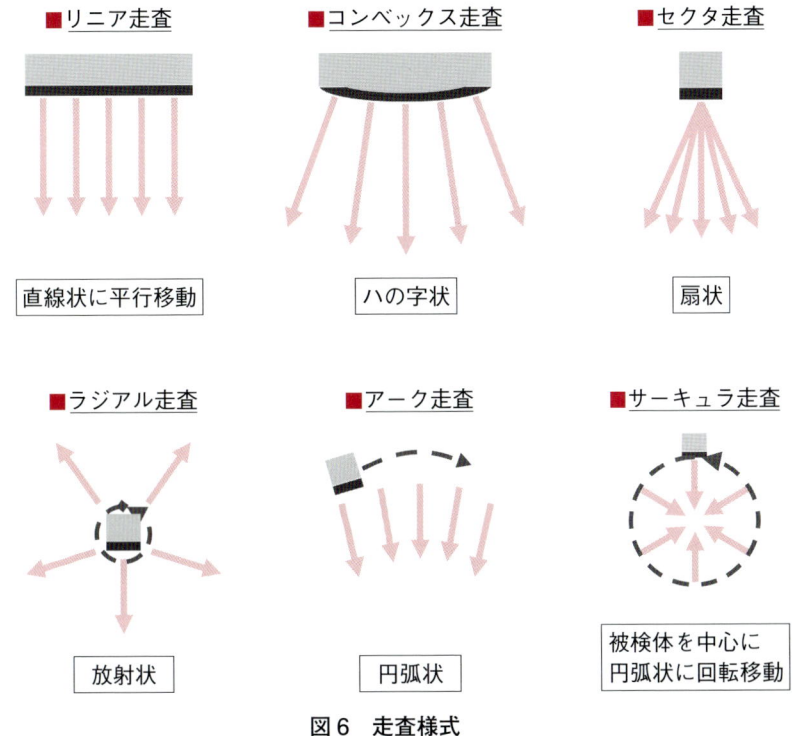

図6 走査様式

4) ラジアル走査

灯台のように，超音波ビームを360°放射し，画像を描出する方法である．管腔臓器の観察に用いられる．

5) アーク走査

超音波ビームを円弧状（アーク状）に移動して放射し，画像を描出する方法である．乳腺や甲状腺の観察に用いられる．

6) サーキュラ走査

被検体を中心に，周囲からプローブを円弧状に回転移動させながら，超音波ビームを放射して描出する方法である．

5. 画像の成り立ち

図7は左大腿部前面を短軸走査にて，実際に描出した画像である．画像にはさまざまな現象が起き，表示されている．このエコー画像では，具体的に①反射，②透過，③屈折，④散乱，⑤減衰などの現象をみることができる．

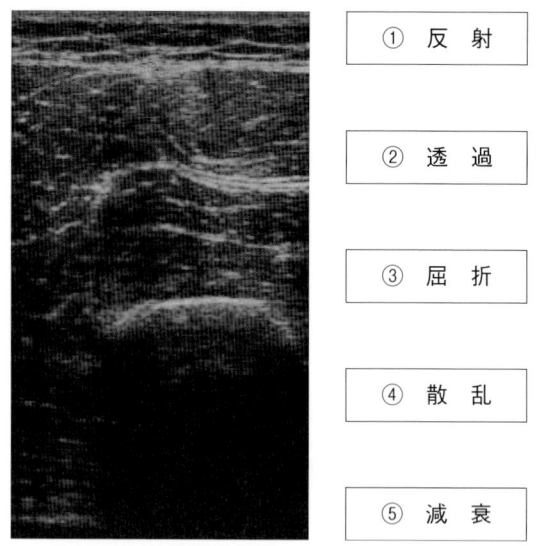

図7 超音波画像の成り立ち（左大腿部前面，短軸画像）

1) 反射

　反射が起こりやすい条件に，境界面が十分に広く，滑らかであることなどが挙げられる（図8）．また，媒質間の音響インピーダンス[注]の差が大きいことも反射が起こりやすい条件の一つである．

　各組織の音響インピーダンスは，たとえば，脂肪の音響インピーダンスは1.35，筋の音響インピーダンスは1.68，脂肪と筋の音響インピーダンス差は0.33となる．差は比較的小さいので，脂肪と筋の境界での反射は比較的弱く起こる．筋と骨では，筋の音響インピーダンスは1.68，骨の音響インピーダンスは7.80，筋と骨の音響インピーダンスの差は6.12となる（表4）．差が大きいので，筋と骨の境界での反射は強く起こる．

注）**音響インピーダンス**（kg/m^2s）：物質がそれぞれもっている音の伝播の特性を表す値．密度（ρ：ロー）$[kg/m^3]$ と音速（c）$[m/s]$ の積で求める．
　人体における音響インピーダンスは，筋肉や骨など人体組織の密度（硬さ）と36.5度の組織中（水中）における音速の積で表す．音響的にみて各組織（媒質）が異なるので，音響インピーダンスが異なることになる．

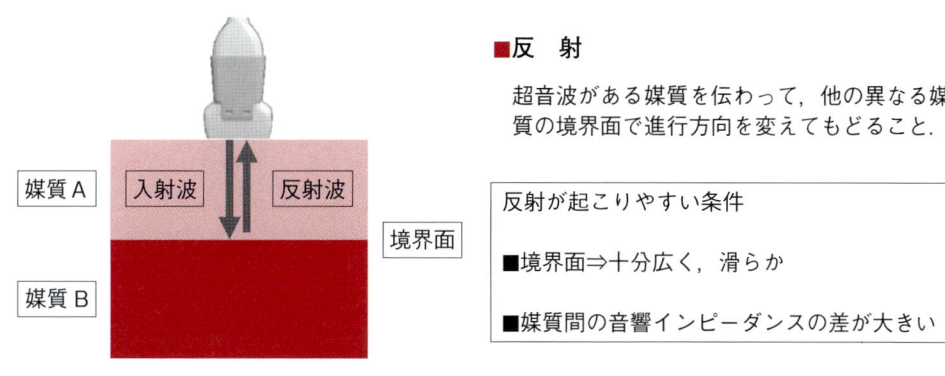

■ 反 射

超音波がある媒質を伝わって，他の異なる媒質の境界面で進行方向を変えてもどること．

反射が起こりやすい条件

■境界面⇒十分広く，滑らか

■媒質間の音響インピーダンスの差が大きい

図8　反射と反射の起こりやすい条件

表4　音響インピーダンスとは？

・物質がもっている音の伝播の特性．
・音響インピーダンス(z)＝密度(ρ)×音速(c)

物質	音速 m/s	密度 kg/m³	音響インピーダンス kg/m²s
水	1,509	996	1.50
血液	1,570	1,030	1.62
脂肪	1,450	930	1.35
腎臓	1,560	1,040	1.62
筋肉	1,570	1,070	1.68
頭蓋骨	4,080	1,910	7.80

たとえば

■脂肪と筋では
　➡差が小さい
　➡反射は弱い

■筋と骨では
　➡差が大きい
　➡反射は強い

2）透過

音波において透過とは，音響インピーダンスの差が小さい媒質間の境界で，入射波が反射する際にすべてが反射せず，一部が境界面を越えて進む現象をいう．

図9では，音響インピーダンスの差が小さい媒質Aと媒質Bの境界面で入射波がすべて反射せず，矢印Pのように境界面を越えて進む．この現象を透過といい，矢印Pを透過波という．

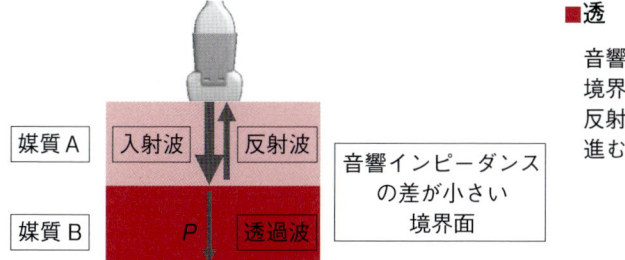

■ 透 過

音響インピーダンスの差が小さい媒質間の境界面で，入射波が反射する際にすべてが反射波とはならず，一部が境界面を越えて進むこと．

図9　透過

3) 屈折

屈折は，音速の異なる媒質の境界面に超音波が斜めに入射すると，一部は反射し，一部は透過と同時に入射波に対して進行方向を変える現象をいう．

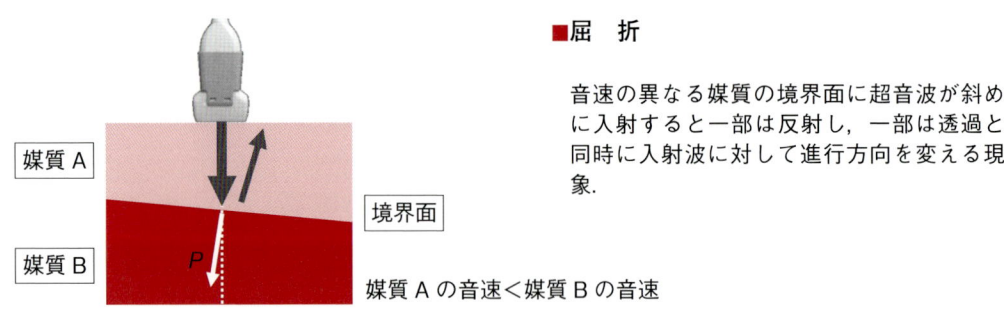

■屈 折

音速の異なる媒質の境界面に超音波が斜めに入射すると一部は反射し，一部は透過と同時に入射波に対して進行方向を変える現象．

媒質Ａの音速＜媒質Ｂの音速

図10 屈折

図10において，媒質Ａと媒質Ｂの斜めの境界に対して入射すると，一部は反射し，また，一部は矢印 P のように透過し，入射波の直進方向（点線）と異なった方向に進む．このように，透過波が進行方向を変える現象を屈折という．

媒質Ａの音速と媒質Ｂの音速のどちらが速いか，遅いかによって屈折の方向は変化する．

4) 散乱

散乱は，超音波がもつ波長より小さい反射体を含む不均一な媒質に入射すると，反射波がさまざまな方向に反射する現象をいう．

図11では，波長より小さな反射体（小さい丸）を含む媒質に超音波が入射し，小さな反射体でさまざまな方向に反射している．また，入射波は散乱を起こしながら進むにつれて減衰し弱くなる．

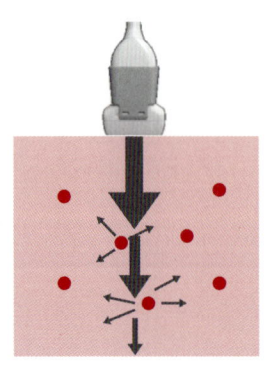

■散 乱

超音波が，その波長より小さな反射体を含む不均一な媒質に入射すると，反射波がさまざまな方向に反射する現象．

図11 散乱

5）減衰

　減衰は，字のごとく「減り」，「衰える」こと．超音波は媒質中を伝播するにつれて次第に減衰する．

　減衰には，吸収減衰，散乱減衰，拡散減衰の3つがある（**表5**）．
① **吸収減衰**：超音波が熱エネルギー等に変わることで起こる．
② **散乱減衰**：散乱により起こる．
③ **拡散減衰**：超音波の特性により，ある距離を伝播するとその先では徐々に超音波が広がることで起こる．

　生体内では吸収減衰が最も起こりやすく，プローブの周波数が高いほど減衰は起こりやすい．

表5　減衰

・減り衰えること．
　超音波は媒質中を伝播するにつれて次第に減衰する．

◆吸収減衰…熱エネルギー等に変わる．
◆散乱減衰…散乱による．
◆拡散減衰…超音波の特性上，広がることによる．

生体内での減衰は，吸収減衰が最も起こりやすい．
プローブの周波数が高いほど，減衰は起こりやすい．

6. 超音波の周波数による特徴

超音波検査装置は 3.5MHz, 5 MHz, 7.5MHz 等の周波数のプローブがあり, 腹部用, 四肢用など, 用途に応じて異なる周波数を選択して使用している. 周波数を選択する必要性に関して, 周波数による特徴を減衰率と分解能の2点から考えてみる.

1) 減衰率

超音波は伝播する過程で減衰していき, この減衰率は伝播媒体でも, 周波数でも差異が生じる. 生体で考えると, 音は一般的に高い周波数ほど減衰率が大きくなり遠く(深く)まで到達しない.

生体内での減衰率は次式のようになる.

  減衰率(dB)= 0.7×深さ(cm)×周波数(MHz)
     (生体平均減衰率:0.7)

2) 分解能

分解能とは, 2つの反射体の間隔を近づけていったときに, 超音波検査装置の画面上で2点として分離し表示できる最小の距離をいう(**図 12**). 方位分解能, 距離分解能, スライス方向分解能を区別する. 分解能は, 周波数が高いほど高くなる.

① **方位分解能**:横幅方向に分離して表示できる最小の距離.
② **距離分解能**:深さ方向に分離して表示できる最小の距離.
③ **スライス方向分解能**(スライス幅):奥行き方向に分離して表示できる最小の距離.

■**分解能**
近接して存在する2つの対象物体を, 超音波検査装置の画面上で2点として表示できる最小の距離.

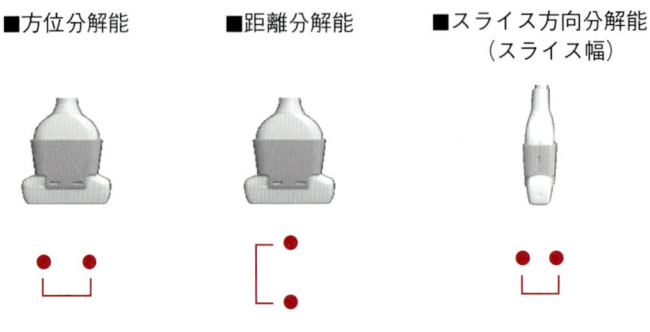

図 12 分解能の定義と種類

分解能をみると，音は波長より大きな物体でなくては反射しないといわれるように，分解能も以下に示すように波長に関係する．

> 波長は次式で計算できる．
>
> **波長＝音速÷周波数（振動数）**
>
> 周波数 7.5MHz の波長の長さを計算してみる．生体内の音速は 1,532m/sec とすると，
>
> 音速　　1,532m/s＝1,532,000mm/s
> 周波数　7.5MHz＝7,500,000Hz
> 波長　　1,532,000 ÷ 7,500,000＝0.2mm
>
> 以上のように 7.5MHz の波長は 0.2mm になる．
>
> 周波数 3.5MHz で計算してみると，
>
> 音速　　1,532m/s＝1,532,000mm/s
> 周波数　3.5MHz＝3,500,000Hz
> 波長　　1,532,000 ÷ 3,500,000＝0.45mm
>
> 以上のように 3.5MHz の波長は 0.45mm である．
>
> 分解能は波長の4倍程度と仮定して計算すると，
>
> 　　7.5MHz の分解能は 0.8mm
> 　　3.5MHz の分解能は 1.8mm
>
> このように，分解能で考えると周波数が高いほど分解能が高く，周波数が低くなると分解能が低くなる．

7. エコーレベル

生体組織から戻ってきて受信した超音波をモニターで表示した際，輝度（明るさ）の程度を表す用語がエコーレベルである（**表6**）．

無エコー，低エコー，等エコー，高エコーなどと表される．

① **無エコー**：周囲に比べて何も描出されていないかのように，真っ暗に表示されている場合に用いる．
② **低エコー**：周囲に比べて暗く（黒く）描出されている場合に用いる．
③ **等エコー**：周囲と同程度で描出されている場合に用いる．
④ **高エコー**：周囲と比べて明るく（白く）描出されている場合に用いる．

表6　エコーレベル
・生体組織からもどってきた受信超音波の強さを，モニタで表示した際の輝度（明るさ）を表す用語． ・これらの用語は相対的に使用される． ◆ 無エコー…周囲に比べて，何も描出されていないかのような場合． ◆ 低エコー…周囲と比べて，暗く（黒く）描出されている場合． ◆ 等エコー…周囲と同程度で描出されている場合． ◆ 高エコー…周囲と比べて，明るく（白く）描出されている場合． 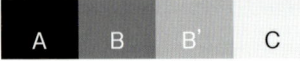

　これらの用語は相対的に用いられ，たとえば，表6のAは無エコー，BとB'は等エコーと表す．また，BとB'はCと比べた場合，低エコーと表す．また，BとB'はAと比べた場合，高エコーと表す．

　このように，BとB'は比較する対照によって，低エコーと表される場合もあれば，高エコーと表される場合もある．

8. アーチファクト

　超音波観察時に虚像（実際にない画像）を観察することがある．この虚像をアーチファクトと呼ぶ．超音波画像を観察・理解するためにはこのアーチファクトの知識は必要で，多くみられるアーチファクトにはサイドローブ，多重反射などがある（表7）．

表7　アーチファクト（虚像）
超音波画像上で，存在しないものが描出されたり，実際の位置とは異なるところに描出される現象． 　代表的なアーチファクト 　　・サイドローブによるアーチファクト 　　・多重反射 　　・音響増強・音響陰影 　　・鏡像（ミラー）現象 　　・その他

1) サイドローブ

プローブの内部先端には，振動子という超音波を送受信する変換機が数十〜数百並んでいる．この振動子の一つ一つから超音波ビームが放射される．振動子から実際に放射されている超音波ビームには，中心軸方向に強く放射しているメインローブ（図中の太い矢印）と，斜め方向に弱く放射しているサイドローブ（図中の細い矢印）が存在する（図13）．

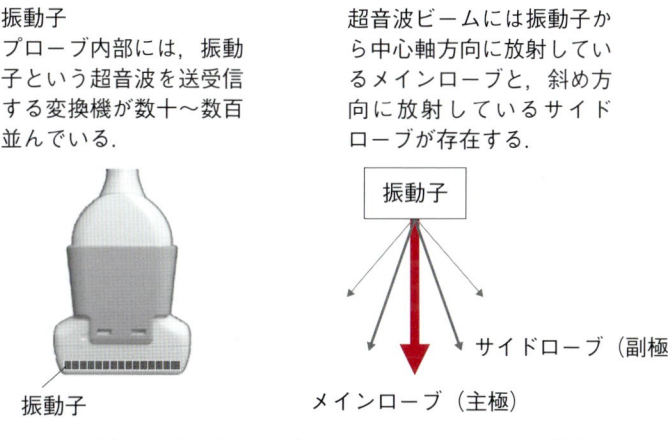

図13 サイドローブによるアーチファクトの原理

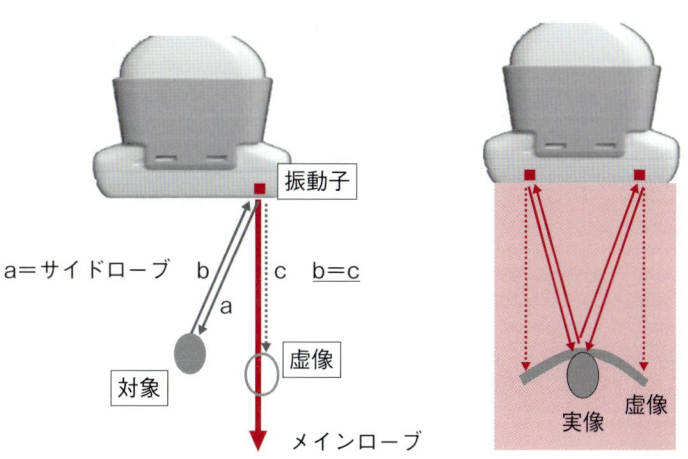

図14 サイドローブによるアーチファクト

このサイドローブにより出現するのが，サイドローブによるアーチファクトである（図14）．

この現象は，サイドローブ（a）が対象で反射しもどってきた受信信号（b）を，あたかもメインローブが受信した情報として，間違えてモニタ上に表示することにより起こる．アーチファクトはメインローブの進行方向に，振動子と対象との距離と等しい（b＝c）位置に出現する．

走査様式の違いにより，サイドローブによるアーチファクトの現れ方に違いがある．

リニアプローブにおいては，それぞれの振動子からのサイドローブによるアーチファクトが合わさると，図14右のように反射体から左右対称で山型の曲線を描いて出現する．

図15は，プローブにウォーターバック（水の袋）を使用し，左脛骨内果を短軸走査にて描出した画像である．皮膚表面より上方のウォーターバック内部の位置に，矢印で示したやや高エコーが現れている．本来ウォーターバックの内部は無エコーである．この高エコーがサイドローブにより現れたアーチファクトである．

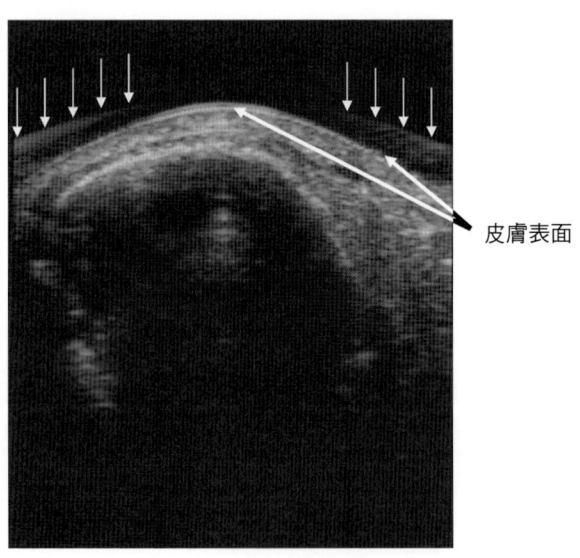

図15 サイドローブによるアーチファクトの実際（左脛骨内果，短軸画像）

2) 多重反射

多重反射とは，超音波ビームの一部が反射体と体表の間，または反射体同士の間などで反射を繰り返しながら受信されることで現れる，等間隔の連続したアーチファクトのことである．

図16の左，媒質Aと媒質Bの境界面で起きた①の反射で描出されたのが，右図の①のラインである．図の左媒質Bと媒質Cの境界面で起きた②の反射で描出されたのが，図の右②のラインである．これら①②は実像である．図の左③のように，媒質Aと媒質Bの境界面で跳ね返り，超音波が再度媒質Bと媒質Cの境界面で反射し受信され，図では右L2の距離と等距離で③のように，その後方にアーチファクトが出現する．

同様に，図の左④の反射により，画像上にL2と等距離で図の右④のアーチファクトが出現する．これらが多重反射の仕組みで，一般に③④のアーチファクトは実像に比べて低エコーで現れる．

図17は媒質間の境界面の間で起きる多重反射の例である．

この画像はウォーターバックを使用して，小学5年生の両側の踵骨後面を長軸走査したものである．

画像の四角で囲んだ中の高エコーの線が多重反射である．本来であれば，骨の後方は音響陰影となり，暗く何も描出されない．この多重反射は，プローブの表面（接触面）と体表の間で起きたものである．

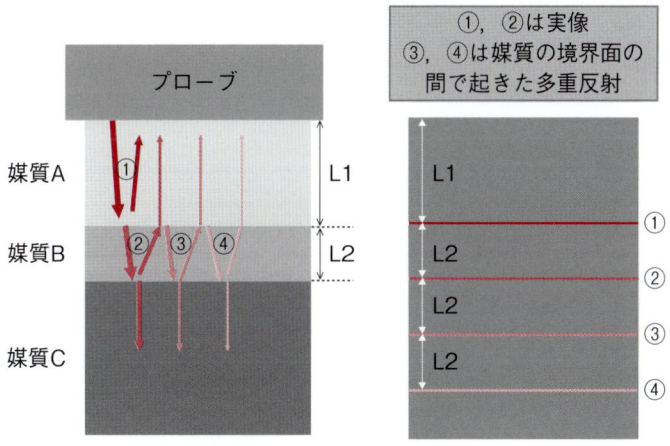

図16　多重反射の原理

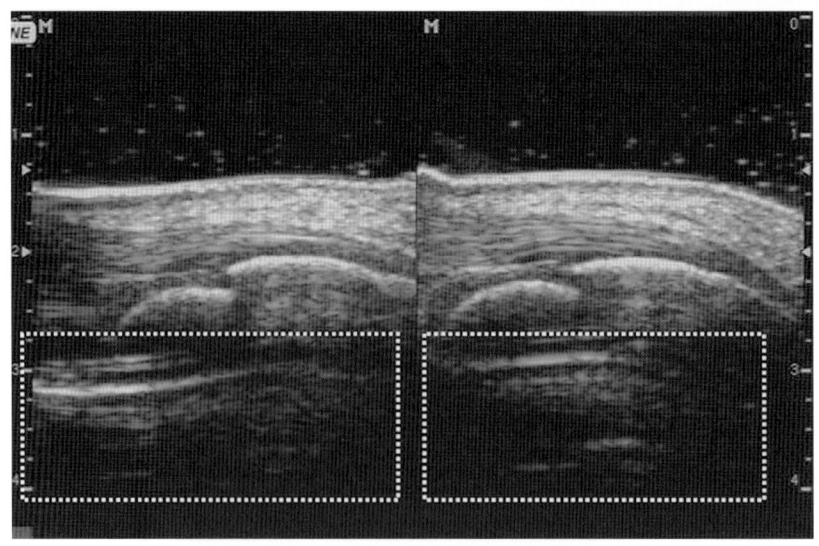

超音波ビームの一部が反射体と体表の間，または，反射体同士の間などで反射を繰り返しながら受信されることで現れる，等間隔の連続した虚像．

図17　多重反射の実際（小学5年生，男子．左右踵骨後面，長軸画像）

3）音響増強

　嚢胞性の内部では減衰が少ないため，腫瘤の後方で輝度が増強する．また音速の早いところから遅いところへ入った場合は後方が明るくみえる現象が出現する．これを音響増強という（図18）．

超音波ビームが進んでいく途中で…

減衰が起こりにくい媒質（水腫，血液など）を透過

周囲の組織よりも減衰が少ない

媒質よりも後方が周囲に比べ相対的に高エコーで認められる

これを音響増強という

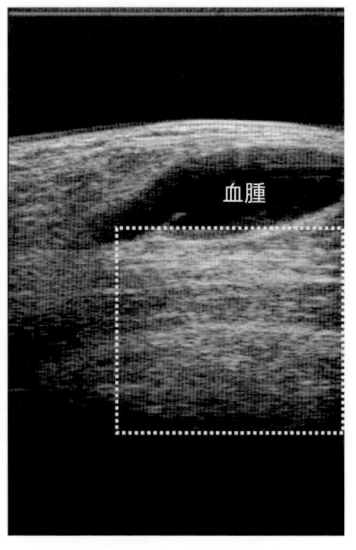

図18　音響増強と超音波画像（筋肉中の血腫，長軸画像）

4) 音響陰影

強く反射するか，減衰する物体の後方では，深部へ届かないため黒く抜けた像を呈する（図19）．これを音響陰影という．

また球形状では，両側後方に陰影がみられる．球面を呈するものや音速に大きな差があるとき，超音波が入射すると，反射や屈折により組織の側方から陰影（**側方陰影**）を生じる．

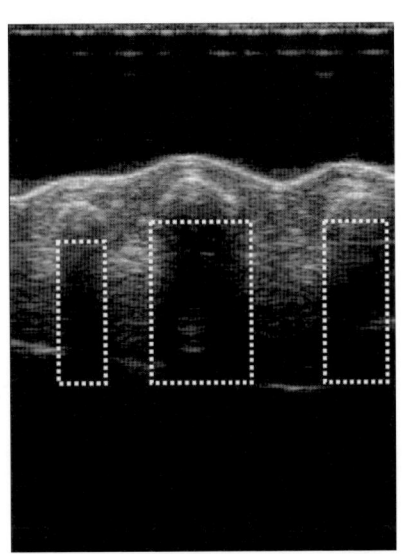

音響インピーダンスの差の非常に大きい媒質
の境界面（骨表面など）で強く反射
または
反射は強いが，透過波が非常に弱い

モニタ上で媒質の上部表面が
高エコーで描出

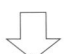

後方は暗い無エコーのように描出

これを音響陰影という

図19 音響陰影と超音波画像（中足部，短軸画像）

5) 鏡像現象

反射面を鏡にして対称的な像が得られることがある．骨を反射面として，生じやすい．

斜めに強い反射体が存在する場合，超音波はその反射体に反射され進み，返ってきた情報を，あたかも超音波が真っ直ぐ進んだ方向（入射波の延長線上）に虚像を表示する．この現象を鏡像現象（ミラー現象）という．

鏡面と実像の距離は，鏡面と虚像の距離に等しい（図20）．

これらのアーチファクトは虚像として嫌われるものであるが，この現象をよく考えれば，生体内の構造や組織の特性を把握するための材料にすることができる場合も多くある．

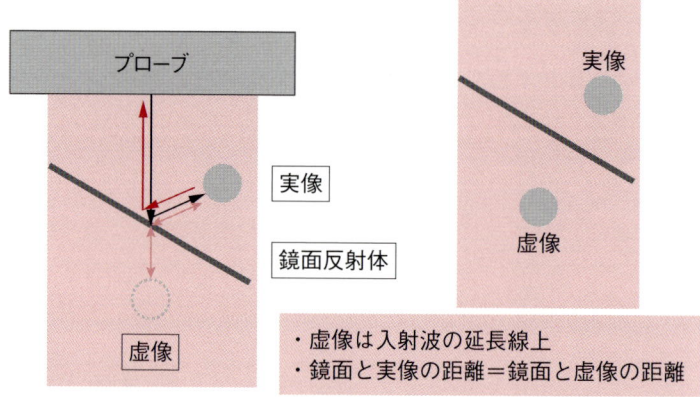

斜めに強い反射体が存在する場合，超音波はその反射体に反射され進み，あたかも超音波が真っ直ぐ進んだ方向に虚像を表示する．

図20　鏡像（ミラー）現象の原理

9. 超音波検査装置活用のすすめ

　　超音波画像は，エコー源の分布を輝点の集合で表したものである．その画像をみて，体内の構造を観察するが，一つ一つの輝点の輝度は組織の特性を反映している．この音響特性を考慮して読影することが大切である．

　　超音波装置は非侵襲で簡便に操作でき，音響インピーダンスという工学的解釈により人体の局所組織を観察するもので，X線やMRIと根本的に異なっているという認識に立って利用する必要がある．この装置は，特に筋・腱断裂，捻挫や軟部組織損傷の判定に有用で価値がある．

　　また柔道整復師にとって，唯一取り扱いができる検査ME機器で，超音波画像の正しい読影ができれば，患者への説明や，医師への紹介状に添付するものとして信頼性に富み，有用である．

　　今後，日常の臨床の中で，柔道整復業務の客観性を高めるために大いに活用され，柔道整復師が信頼されるようなることを期待してやまない．

第2章　超音波画像のみ方・よみ方

1. 画像の描出の基本

　画像の描出方法と描出の基本的な決まりを健常上肢の描出例を使い説明する．
　通常，柔道整復師のための超音波観察は，Bモード法で観察し，長軸走査による画像と，短軸走査による画像を比較検査して判断する．

1−1　長軸走査・長軸画像

　長軸走査は長管骨の骨軸に対して平行にプローブをあてる．このとき，前後・左右のプローブの傾き（入射角）に気をつける．画像は，左が中枢側，右が末梢側になるように描出する．

1−2　短軸走査・短軸画像

　長軸走査と同様に，短軸では長管骨に直交（直角）するようにプローブをあて，前後・左右の入射角に気をつけながら描出する．画像の描出は末梢側から中枢側を見上げるようにする．

2. 超音波観察のコツ

　超音波観察を行ううえで，解剖学的知識が必要である．はじめは長管骨などの骨の観察から始め，機器の操作や画像の判別に慣れたら，筋・腱・軟部組織などの観察を行う．臨床では，健側・患側を比較することが必要である．画像の判断は問診・視診・触診・徒手検査などの臨床所見を取ったあとで行う．

2−1　プローブの持ち方

　プローブは両手で把持する．母指と示指でプローブをささえ，他の3指を患者の手もしくは台などに添える．

2−2　プローブの動かし方

　プローブの動かし方の基本は平行移動で，上下・左右などにプローブを移動する．そのほか，長軸から短軸，短軸から長軸などに動かす回転操作（直交する操作），プローブの一方を支点としてプローブを傾けるピボット操作などがある．

●画像の描出の基本●

1－1　長軸走査・長軸画像

――― 長軸走査

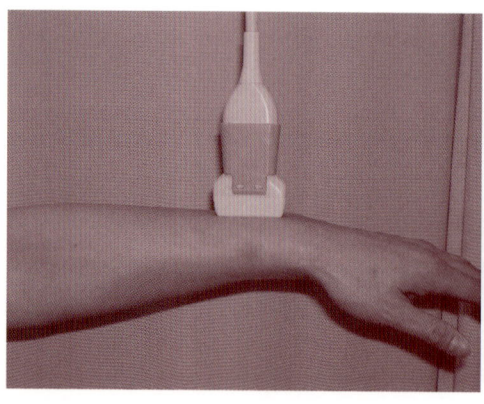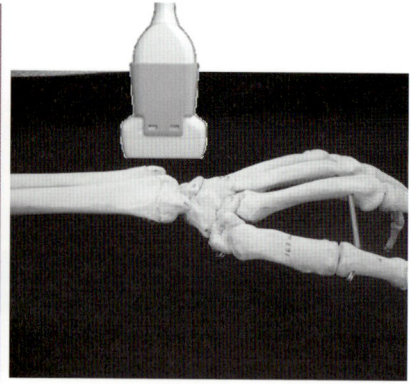

■長軸走査はプローブを骨軸に平行にあわせる．

――― 長軸画像

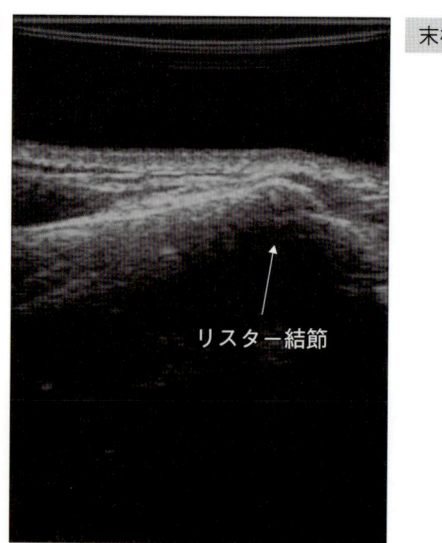

■中央やや右側の突起（矢印）は，リスター結節を描出したものである．

1-2 短軸走査・短軸画像

―― 短軸走査

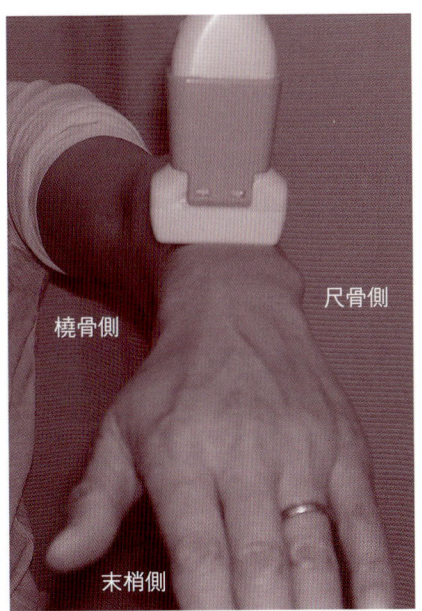
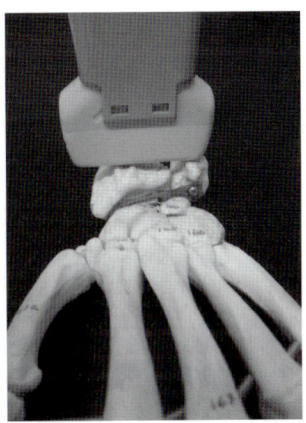

■短軸走査はプローブを骨軸に直角（90°）にあてる．

―― 短軸画像

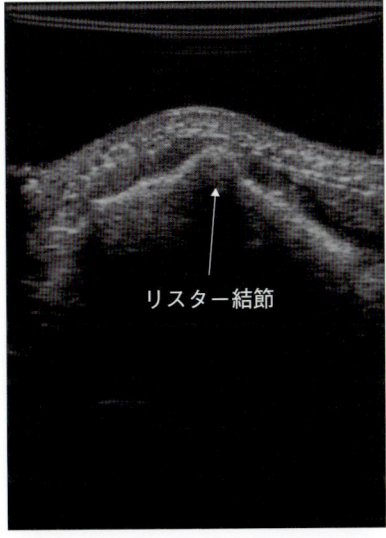

■中央の突起はリスター結節である．

●超音波観察のコツ●

2−1　プローブの持ち方

―― 長軸走査　　　　　―― 短軸走査

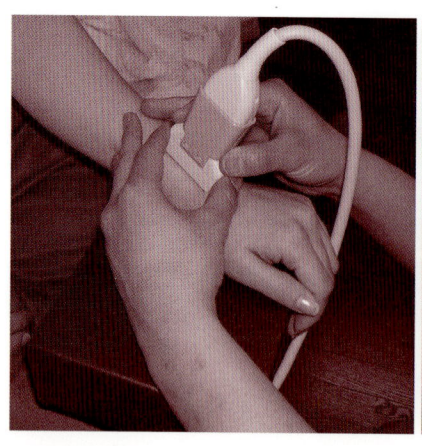
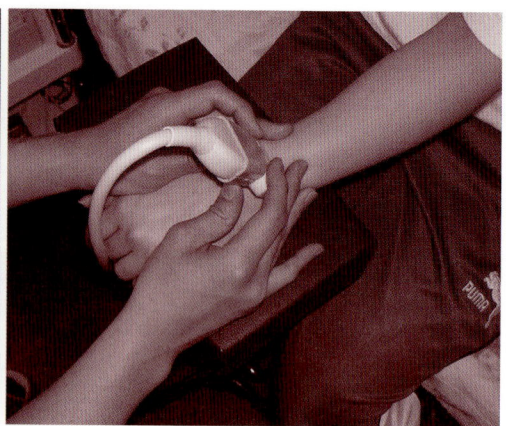

■長軸走査（左），短軸走査（右）では，プローブを写真のように把持する．

2−2　プローブの動かし方

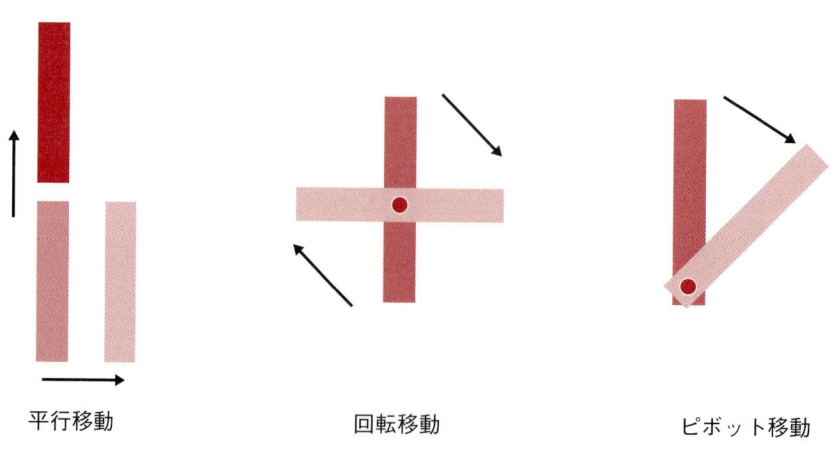

平行移動　　　　　　回転移動　　　　　　ピボット移動

■プローブの動かし方には，平行移動，回転移動，ピボット移動がある．

Ⅰ. 上肢編

1. 肩関節の観察

　肩関節の超音波観察では，ランドマークとなる結節間溝の描出と臨床上重要な腱板の描出が大切となる．肩関節を構成する3つの関節，胸鎖関節，肩鎖関節，肩甲上腕関節（狭義の肩関節）を観察する．

1−1　胸鎖関節

　上肢が体幹と接続しているのは胸鎖関節だけである．

1−2　肩鎖関節

　臨床でよく遭遇する肩鎖関節脱臼は超音波画像によりよく観察することができる．

1−3　肩甲上腕関節（狭義の肩関節）

　肩甲上腕関節のランドマークは結節間溝である．画像右は結節間溝の短軸画像である．大結節と小結節の間に上腕二頭筋長頭腱が観察できる．結節間溝短軸からプローブを90°回転させると，上腕二頭筋長頭腱の長軸画像が観察できる．

●肩関節を構成する3つの関節●

1-1　胸鎖関節

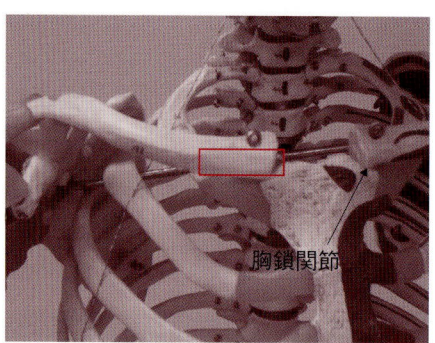

■中央に胸鎖関節がみられる．

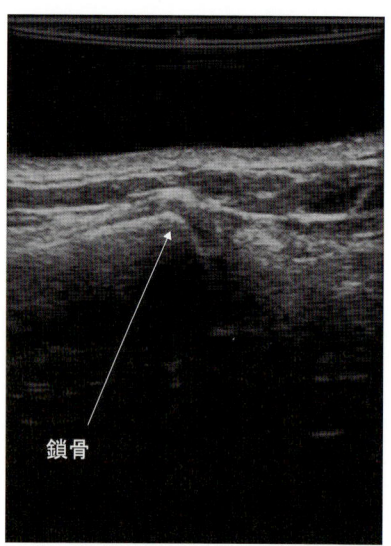

1-2　肩鎖関節

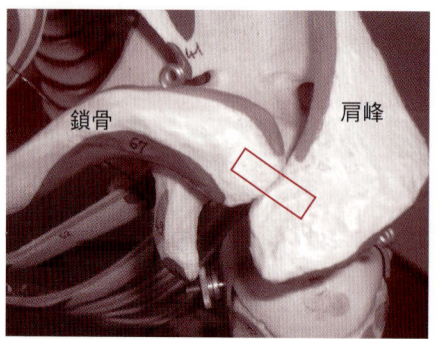

■中央の黒い（低エコー）部分が関節面である．

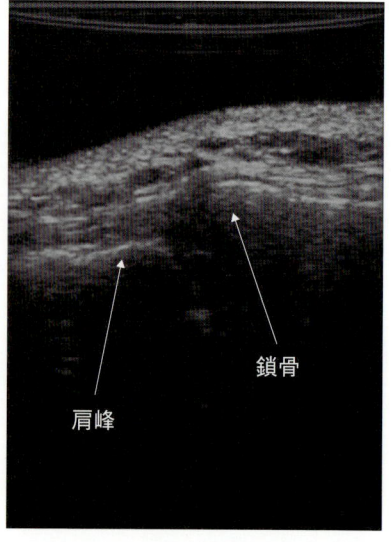

1-3 肩甲上腕関節（狭義の肩関節）

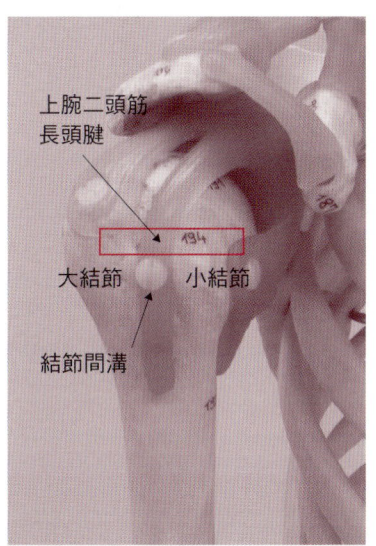

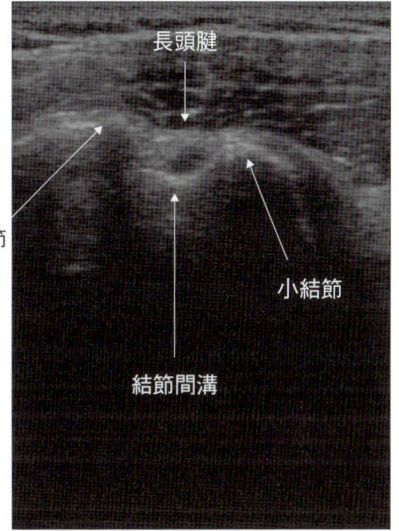
── 短軸画像

■短軸でプローブを上方に移動すると，画像中央のように結節間溝部の長頭腱がみえる．

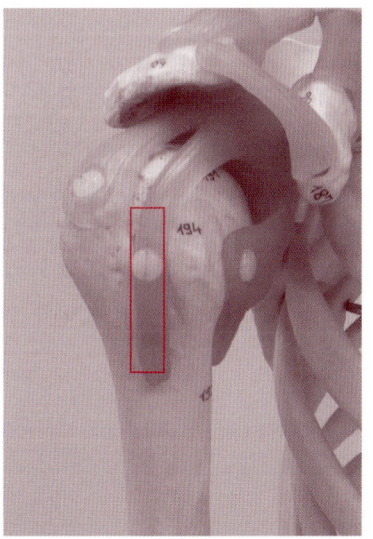

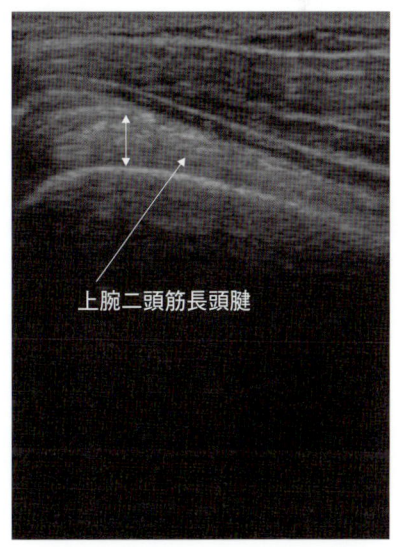
── 長軸画像

■上図のプローブの位置で，長軸（骨軸に平行）に回転すると，上腕二頭筋長頭腱がみえる．

2. 腱板の観察

　腱板は，肩甲下筋，棘上筋，棘下筋，小円筋の腱からなる板状の腱となる．その配置はシャツの袖口（Cuff）に似ていることからロテーターカフ（rotator cuff）とも呼ばれている．関節包を補強するとともに，上腕骨頭を関節窩に引き寄せて保持する働きがある．

2－1　肩甲下筋・腱の観察

　肩甲下筋は肩甲骨前面にあり，小結節に付着する．肩甲下筋単独では，主に内旋運動に関与する．

　肩甲下筋・腱の観察には，上腕を，下垂位・内旋位から外旋位にして描出する．そのさい，肩甲下筋腱内に石灰化や水腫などが観察されることがある．

2－2　腱板の描出肢位と描出方法

　下垂した状態では，肩峰に邪魔され腱板を観察できない．肩関節を伸展し，腱板を前方に押し出し描出する．

　腱板描出には，図に示すように①：はじめに結節間溝を描出し，②：大結節部にプローブを平行（水平）移動，③：大結節に平行移動したプローブを近位に上方移動する．

●肩甲下筋・腱の観察●

——— 短軸画像

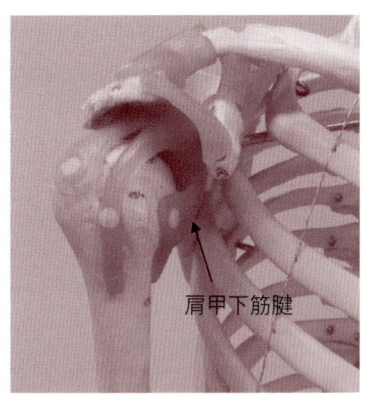
肩甲下筋腱

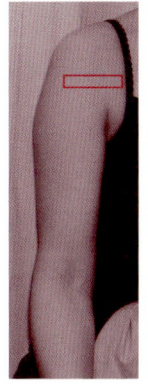

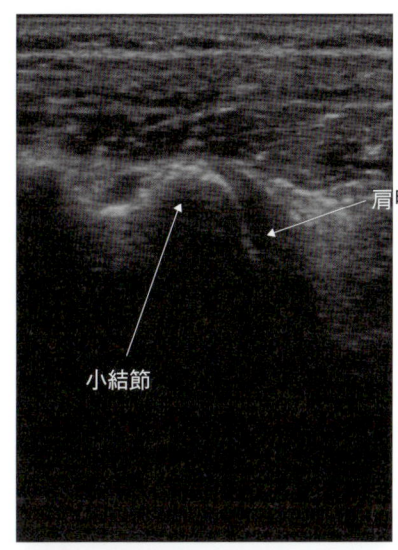
肩甲下筋腱
小結節

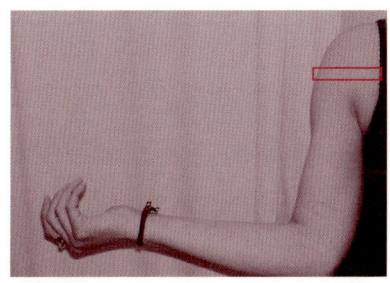

■外旋位時：プローブを外旋位で小結節部（肩甲下筋停止部）に短軸（水平）にあてる．

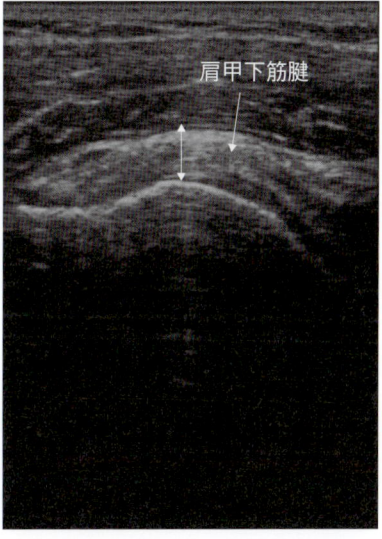
肩甲下筋腱

●腱板の描出肢位と描出方法●

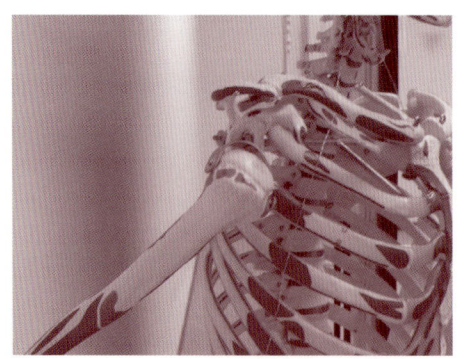
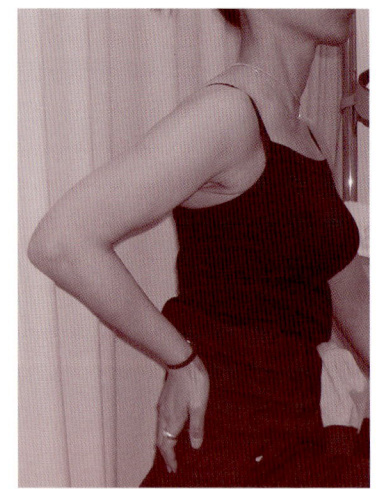

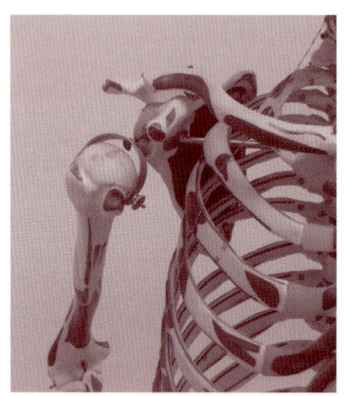
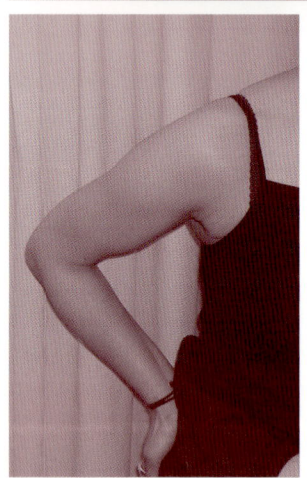

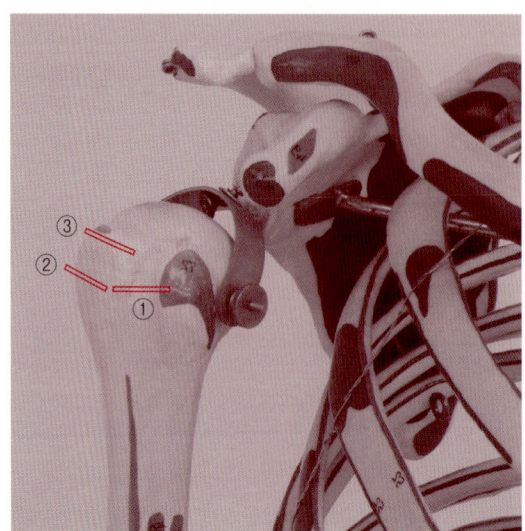

■ 描出肢位（①，②，③）

2-3 大結節

大結節には腱板の付着面がある．棘上筋付着面をSF，棘下筋付着面をMF，小円筋付着面をIFと呼ぶ．

棘上筋は棘上窩に始まり肩峰の下をくぐって大結節に付着する．主に外転運動に関与する．

棘下筋は，棘下窩から，小円筋は肩甲骨外側縁から始まり，ともに大結節に付着する．2つの筋は外旋運動に関与する．

1) 短軸画像

結節間溝から大結節に移行し，近位にプローブを移動すると腱板付着面 (facet) が描出される（腱板短軸）．

画面右がSF（棘上筋付着面），左がMF（棘下筋付着面）．さらにプローブを近位に上方移動すると，上腕骨頭の上に，棘上筋と棘下筋が癒合した腱板が描出される．

腱板の付着部から推測し，①の部分が棘上筋，②の部分が棘下筋と考える．

2) 長軸画像

短軸で描出された腱板の位置でプローブを90°回転させ，長軸で腱板を描出する．長軸画像では，上から皮膚，三角筋と，正常では白く線状に描出される肩峰下滑液包がみられる．その下が，長軸で描出された腱板である．下の図のように肩峰下滑液包炎などでは肩峰下滑液包に水腫などが観察できる．

2-4 棘下筋の後方走査

肩甲棘の下方約2cmにプローブをあて，肩関節を内外旋させると骨頭の動きに連動して棘下筋が観察される．

●大結節①●

――― 解剖

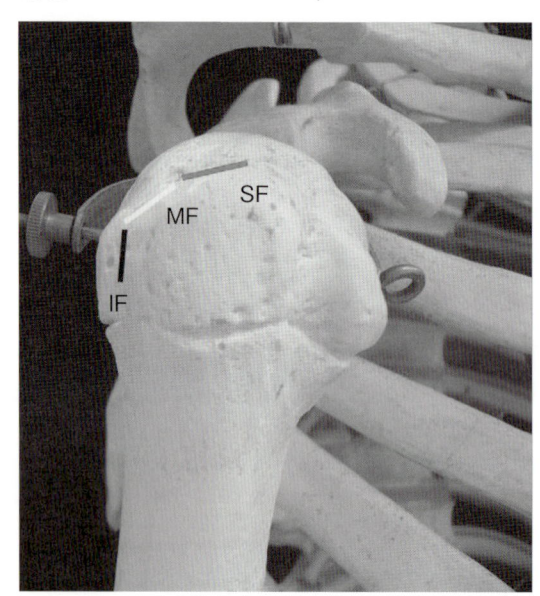

腱板付着面＝facet

SF＝棘上筋付着面

MF＝棘下筋付着面

IF＝小円筋付着面

――― 短軸画像

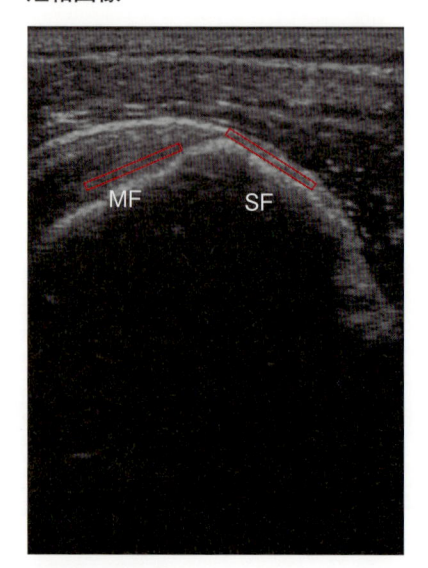

■腱板付着面

●大結節②●

—— 短軸画像

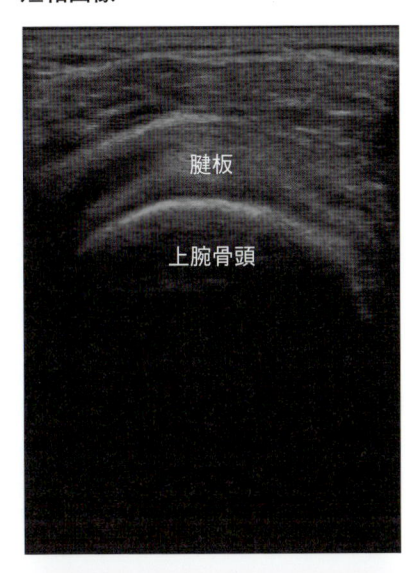

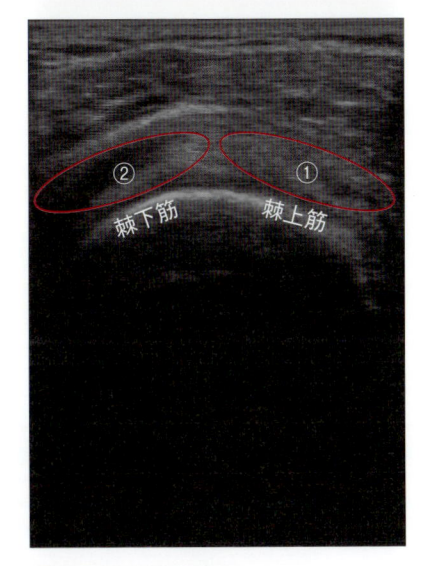

腱板
上腕骨頭

② 棘下筋　① 棘上筋

■棘下筋・棘上筋

●大結節③●

— 長軸画像

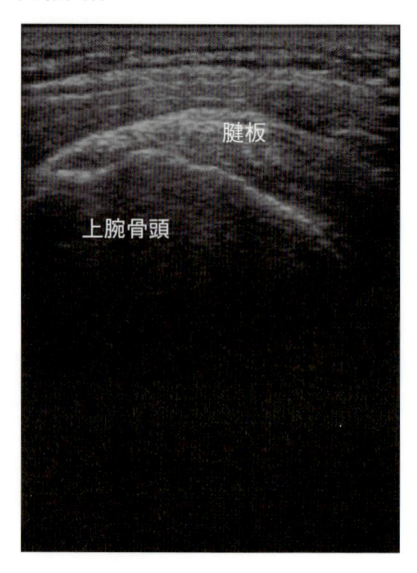

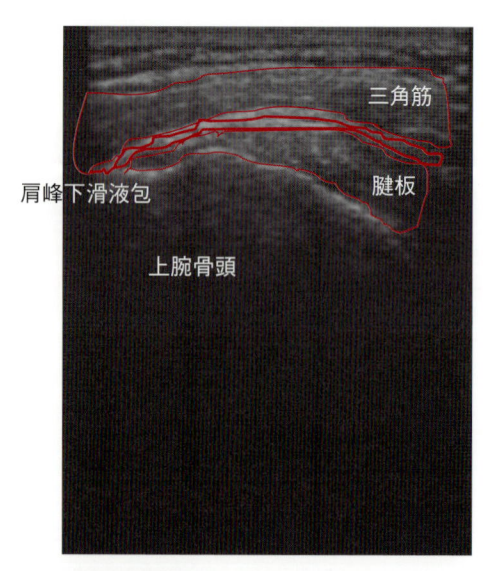

腱板
上腕骨頭

三角筋
肩峰下滑液包
腱板
上腕骨頭

■肩峰下滑液包

●棘下筋の後方走査●

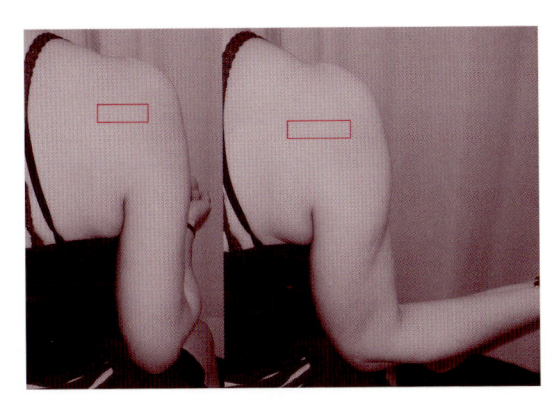

■プローブの位置は同位置である．左は上腕を内旋，右は外旋させた肢位である．

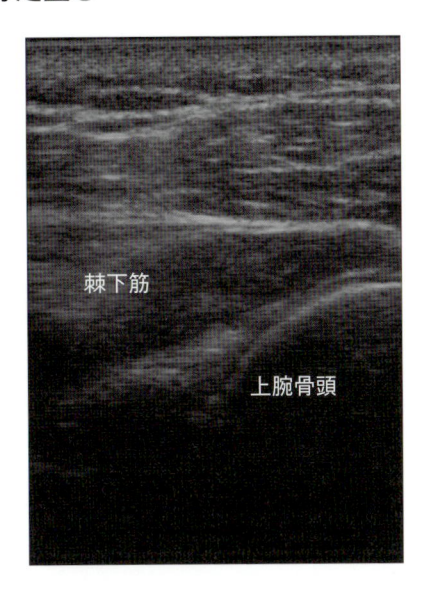

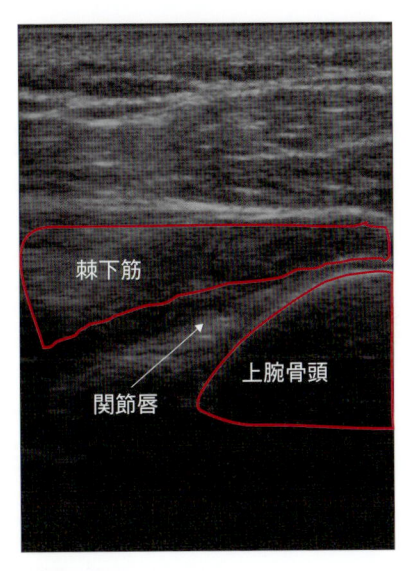

棘下筋
上腕骨頭

棘下筋
関節唇
上腕骨頭

■棘下筋

3. 肘の観察

　　肘関節は複合関節で，腕橈関節，腕尺関節，上橈尺関節から構成され，内側・外側から靭帯が補強している．肘関節のアプローチには前方走査，外方走査，内方走査，後方走査がある．

前方走査

3−1　上腕骨下端部

●短軸画像

　①　骨が広がり2つの山が確認できる．山の間が鉤突窩，その上の白い高エコーが脂肪体（fat pad）である．
　②　黒い線状にみえる低エコーが軟骨部分で，子どもの野球肘や離断性骨軟骨炎などの鑑別診断に有用である．

3−2　腕橈関節

●長軸画像

長軸走査で腕橈関節を描出する．
　A：画面の左が上腕骨小頭で右に橈骨頭が描出される．
　B：腕橈関節は上腕骨小頭と橈骨頭窩が作る球関節である．
　①　腕橈関節からプローブを中枢に移動した画像で，上腕骨小頭の上に橈骨頭が入る橈骨頭窩が描出され，脂肪体も観察できる．
　②　腕橈関節から末梢にプローブを移動した画像で，橈骨頭の上に外側側副靭帯と癒合した輪状靭帯が描出される．

3−3　腕尺関節

●長軸画像

　①　腕尺関節は上腕骨滑車と尺骨の滑車切痕からできている蝶番関節である．腕尺関節の上は上腕筋が覆っている．上腕筋は尺骨粗面に付着する．
　②　腕尺関節から中枢にプローブを移動すると鉤突窩がみられ，上には脂肪体も描出される．

●上腕骨下端部●

——— 短軸画像

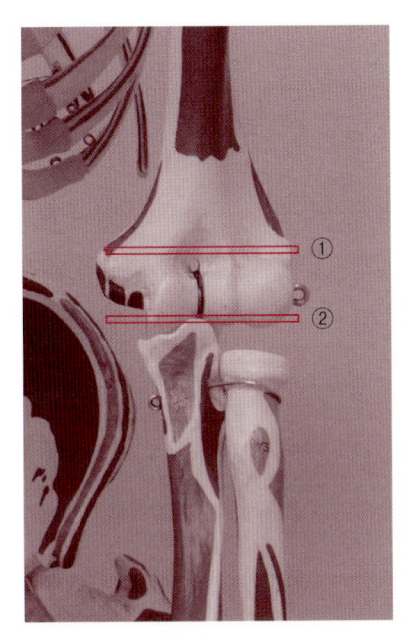

① 脂肪体
鈎突窩

■図の①，②の位置にプローブを あてたときの画像である．

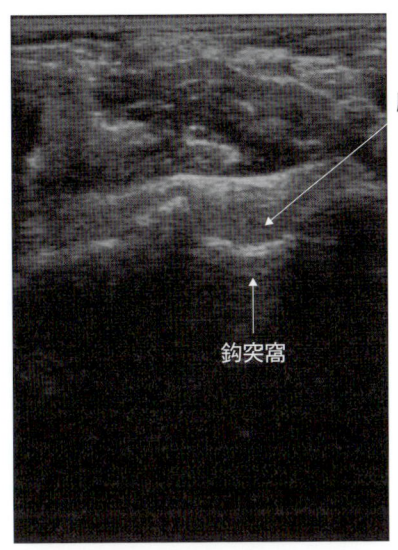

② 軟骨
上腕骨小頭
上腕骨滑車

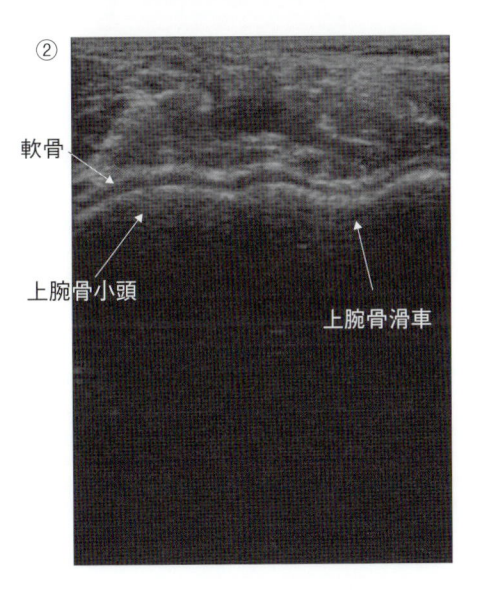

●腕橈関節①●

――― 長軸画像 A

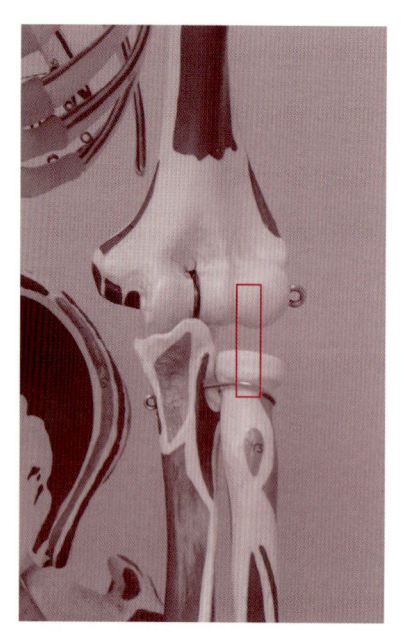

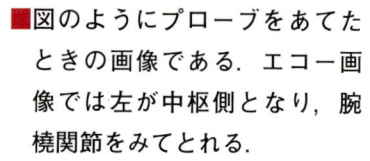

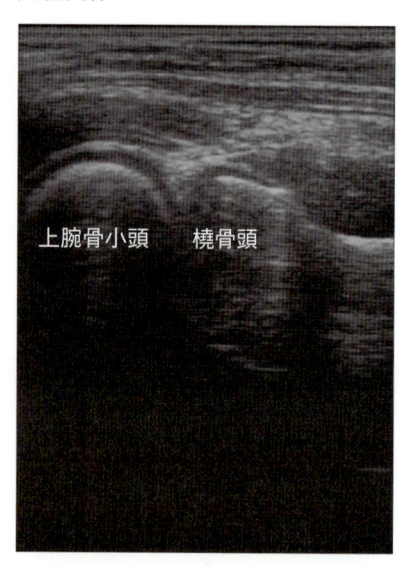

上腕骨小頭　　橈骨頭

■図のようにプローブをあてたときの画像である．エコー画像では左が中枢側となり，腕橈関節をみてとれる．

●腕橈関節②●

──── 長軸画像 B

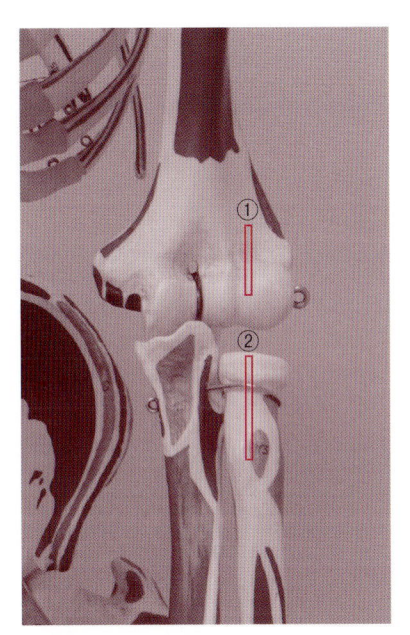

① 脂肪体
橈骨頭窩

② 輪状靱帯
橈骨頭　橈骨頸

■図①②のようにプローブを走査すると，腕橈関節がみえる．

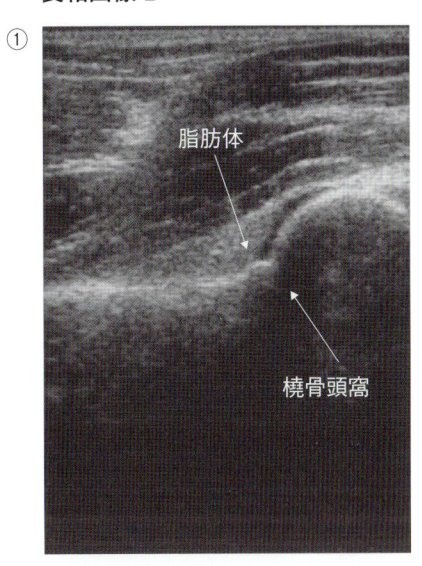

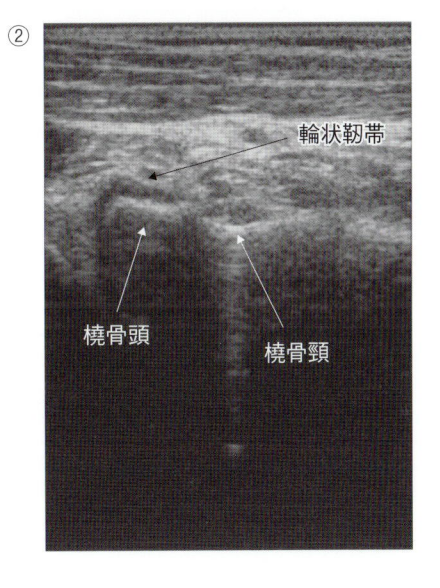

●腕尺関節●

――― 長軸画像

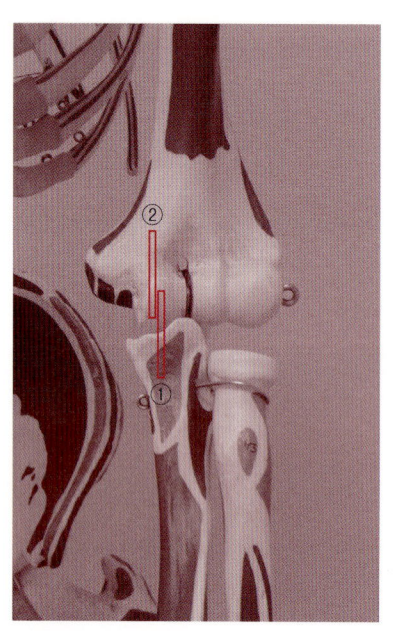

① 上腕筋
上腕骨滑車　鉤状突起

② 脂肪体
鉤突窩

■ 図①②のようにプローブを走査すると，腕尺関節がみえる．上腕骨小頭が円形にみられる．

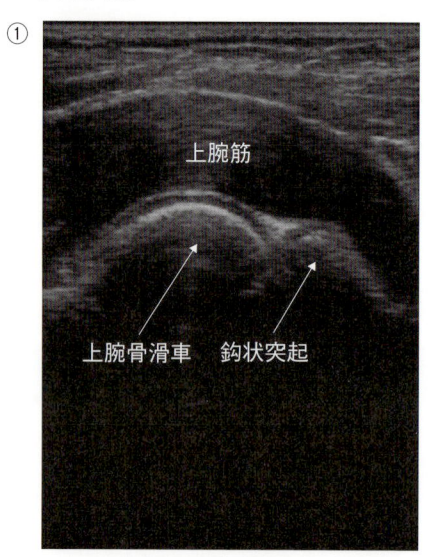

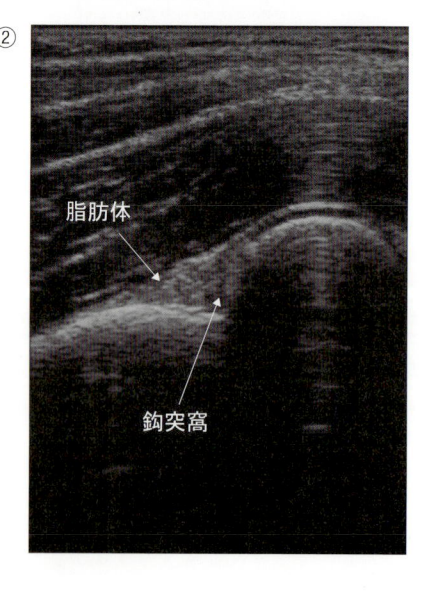

外方走査

　テニス肘などの観察に用いられる.

　テニス肘は日常診療においてよく遭遇する．骨の損傷ではないため，X線では損傷をみつけにくいが，超音波観察では損傷部位を確認できる．

　肘関節を伸展位とし，上腕骨外側上顆と橈骨頭を描出する．外側上顆は伸筋群の共通起始部であり，伸筋群が観察できる．外側上顆には，3つのfacet（腱板付着面）がある．肘関節を90°に屈曲して外側上顆を描出することで，facetが描出される．肩と同じように，facetにより筋の起始部を識別でき，損傷部位の鑑別に有用である．

●上腕骨外側上顆・橈骨頭●

― 長軸画像

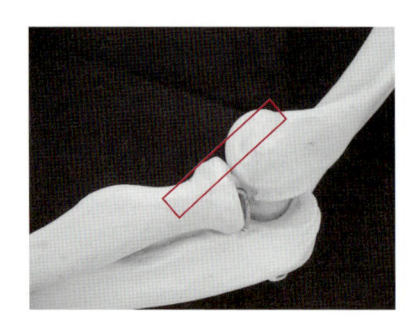

■肘関節伸展位で描出

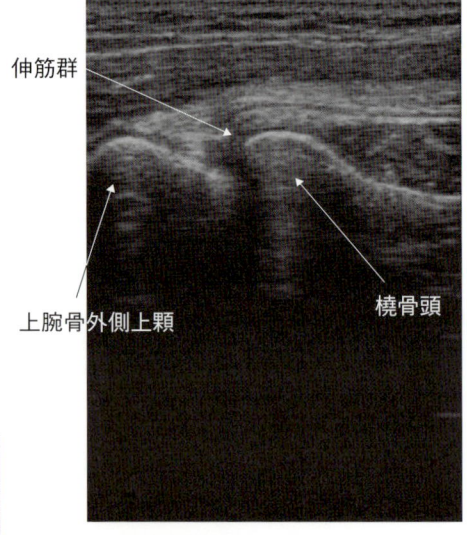

伸筋群
上腕骨外側上顆
橈骨頭

■肘関節伸展位で描出

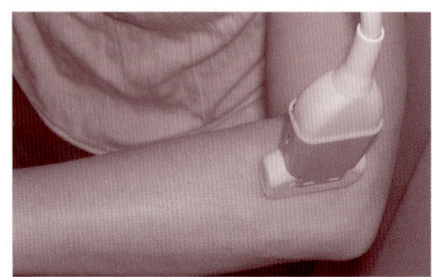

■90°屈曲位で描出

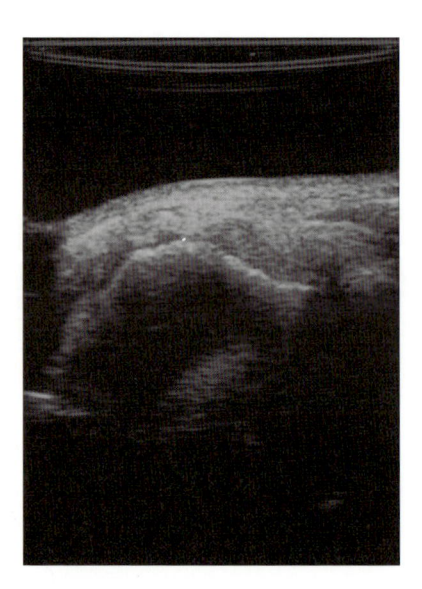

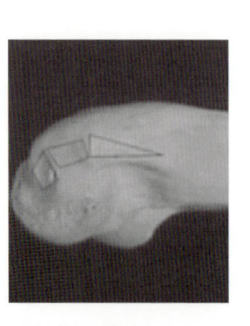

■外側上顆の3つのfacet

内方走査

　屈筋群の共通起始部は上腕骨内側上顆である．

　内方走査は，内側側副靭帯を描出するのに有用である．内側側副靭帯は上腕骨内側上顆から始まり，鉤状突起付近の結節に付着する．内側側副靭帯に損傷があると，腫脹の出現があり，またストレスをかけることにより靭帯の断裂などが観察される．

●内側側副靱帯●

— 長軸画像

屈筋群
上腕骨内側上顆

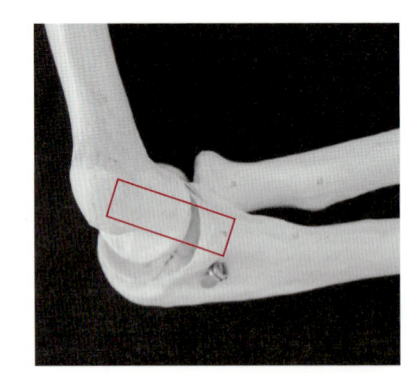

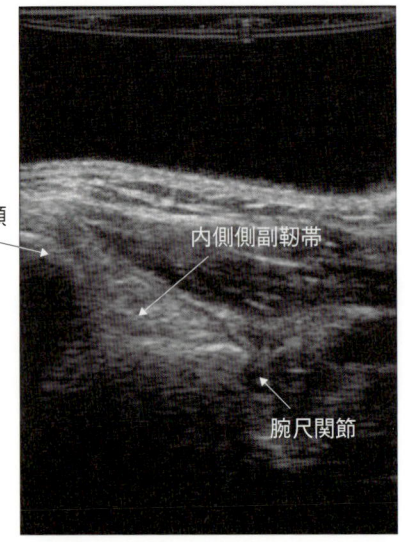

上腕骨内側上顆
内側側副靱帯
腕尺関節

内側側副靱帯

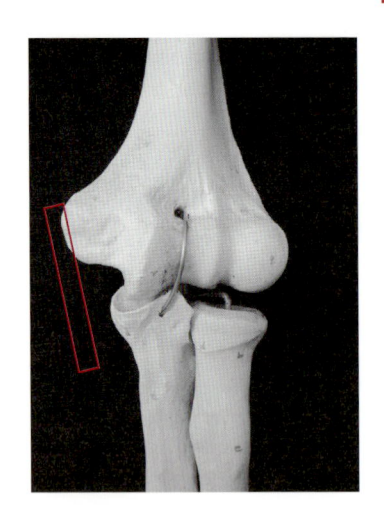

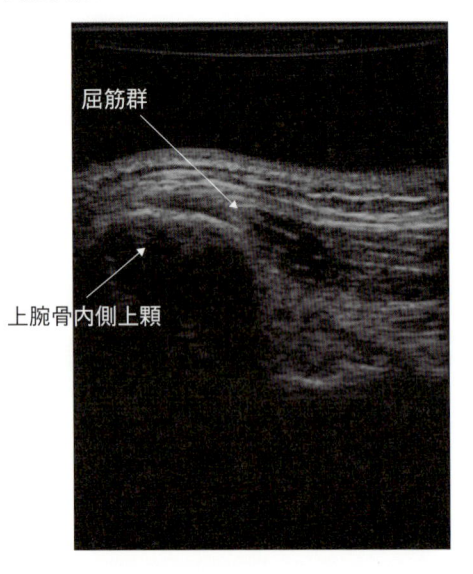

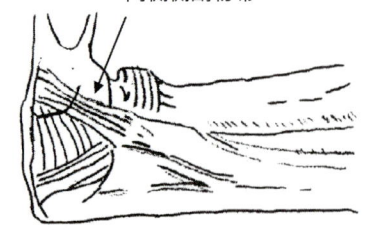

後方走査

上腕骨内側上顆と肘頭の間に尺骨神経溝がある．動的観察により，脱臼や肘部管症候群などでは，尺骨神経の周りに腫脹などが観察される．

●上腕骨内側上顆●

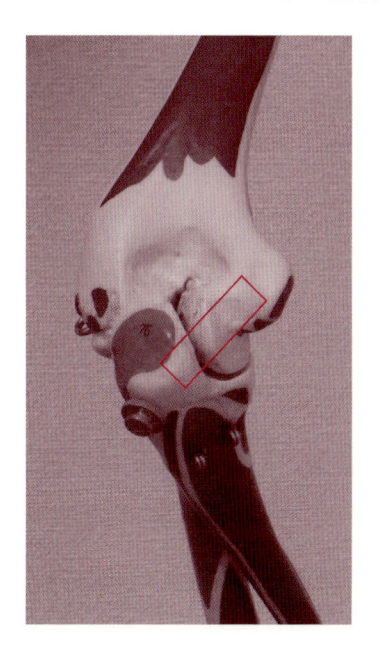

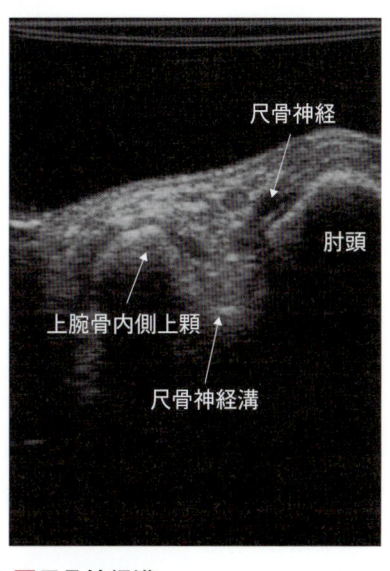

■尺骨神経溝

4. 手関節・指部の観察

　手関節は橈骨遠位端と近位手根骨間との関節で，複合的な動きが可能である．手根骨と屈筋支帯の間に手根管を構成している．また，中手骨，手の指骨間で各関節を構成し，微妙な動きができる部位である．

4−1　リスター結節

　橈骨遠位端のリスター結節は突起様の結節があり，手関節や橈骨遠位端を観察するうえでのランドマークとなる．

　リスター結節の超音波画像を描出するには，はじめに短軸走査し，プローブを90°回転させ長軸走査する．

4−2　手根管

　手根管は豆状骨，有鈎骨鈎，大菱形骨結節，舟状骨結節の隆起が溝をつくり，その溝に蓋をするように屈筋支帯が内外に張り，手根管を形成する．

　手根管の超音波画像により，手根管症候群などでは，正中神経の腫脹，ならびにその周りに水腫様の状態が観察できる．

4−3　指のパノラマ画像

　掌側のMP関節では，浅指屈筋が描出できる．PIP関節の短軸画像により，深指屈筋腱，浅指屈筋腱を描出する．

　長軸画像では浅指屈筋と深指屈筋が交差するため，PIP関節は太く描出される．中節骨の短軸画像では，深指屈筋が描出される．DIP関節の超音波画像では，末節骨で屈筋腱の停止部が観察できる．

●リスター結節①●

――解剖

尺骨茎状突起
リスター結節
舟状骨
橈骨茎状突起

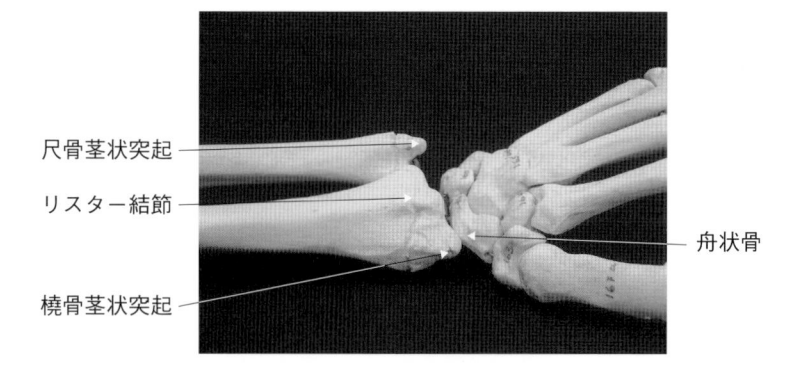

リスター結節
尺骨茎状突起
橈骨茎状突起
舟状骨

●リスター結節②●

―― 短軸画像

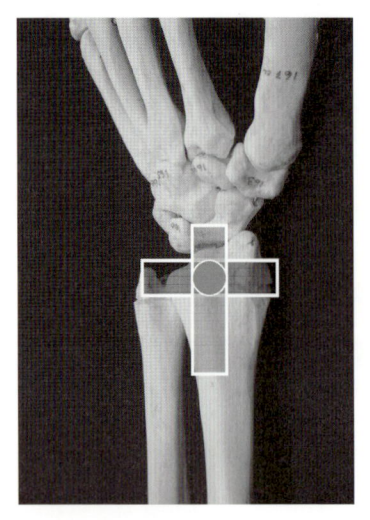

■手関節背側面

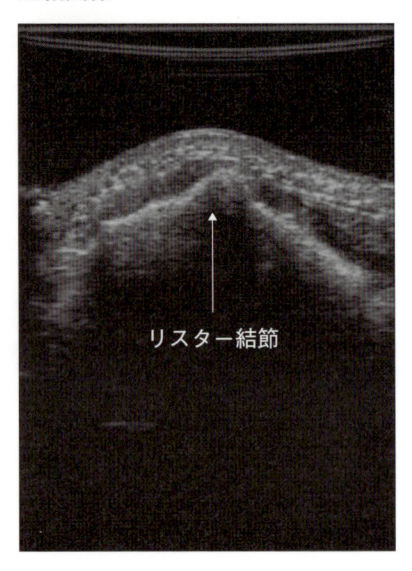

↑ リスター結節

―― 長軸画像

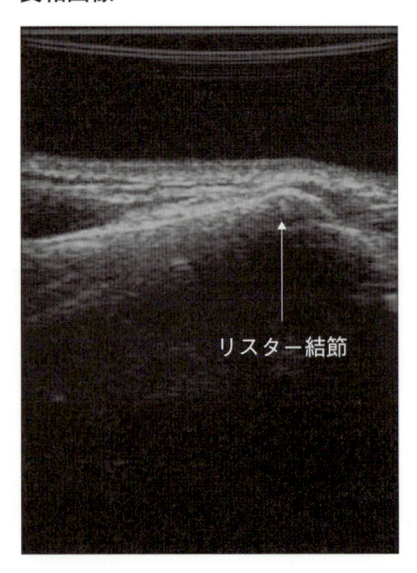

↑ リスター結節

●手根管（正中神経）●

── 解剖

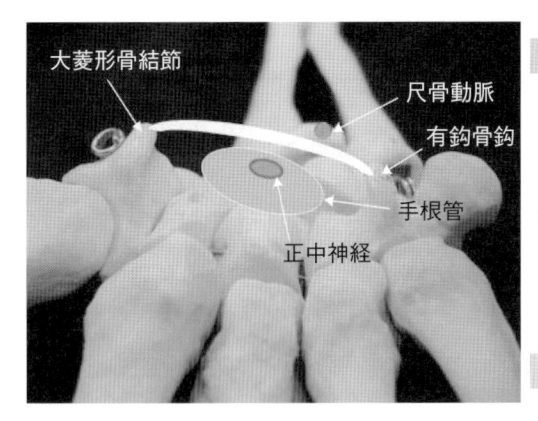

大菱形骨結節
尺骨動脈
有鈎骨鈎
手根管
正中神経
右手掌側
中枢
末梢

── 短軸画像

正中神経
尺骨動脈
大菱形骨結節
有鈎骨鈎
橈側
尺側

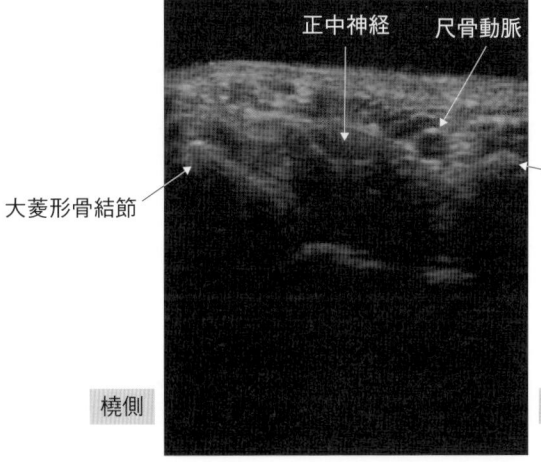

●指のパノラマ画像●

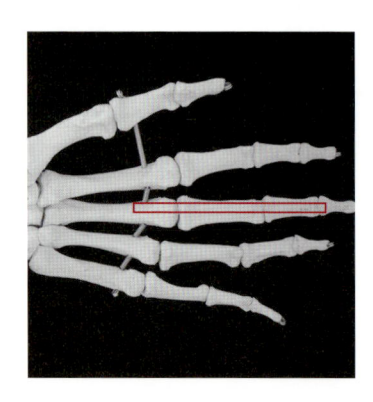

―― 長軸画像

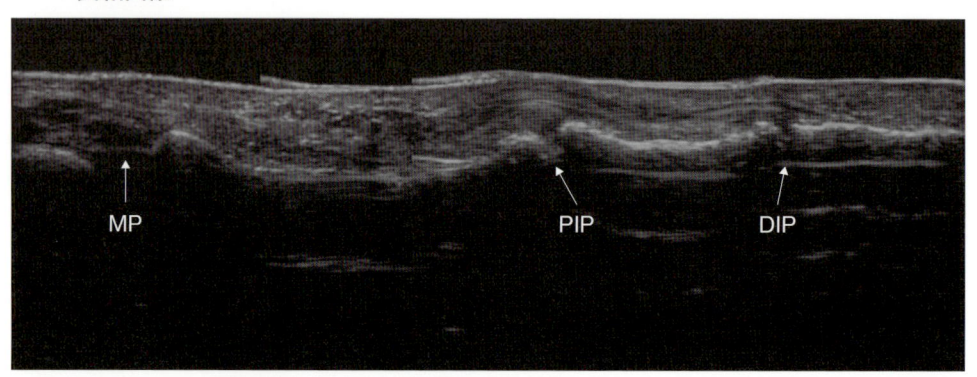

MP　　　　　　　PIP　　　DIP

■指（掌側）の超音波観察

●MP 関節●

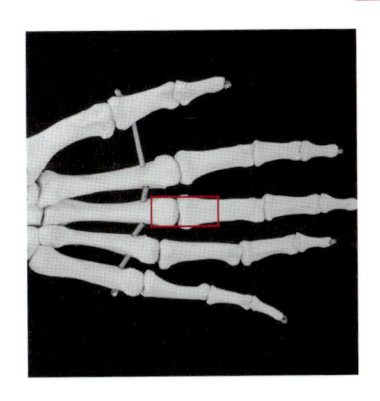

― 長軸画像

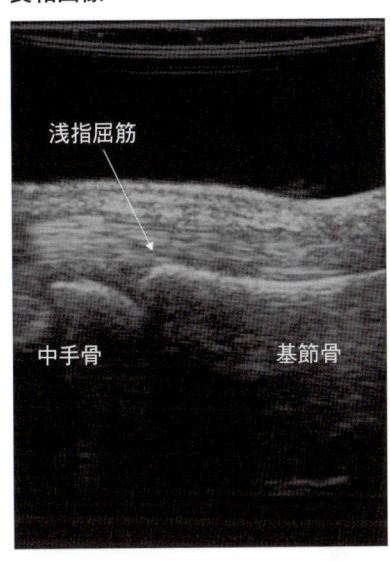

浅指屈筋
中手骨　　基節骨

― 短軸画像

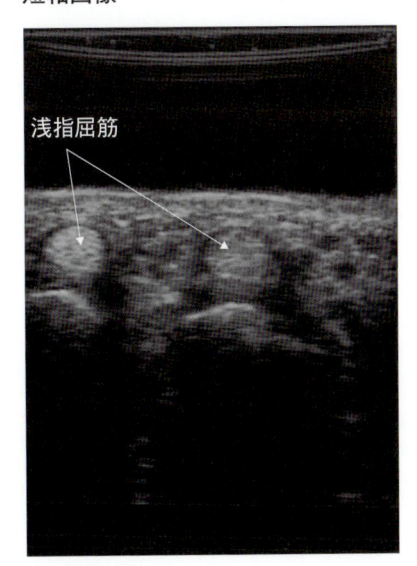

浅指屈筋
■ 中手骨頭

● PIP 関節 ●

——— 短軸画像

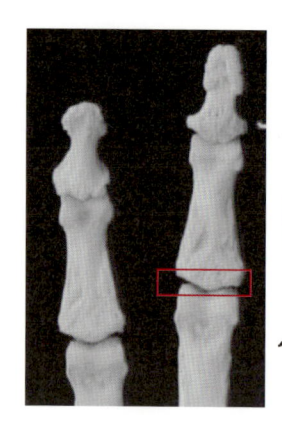

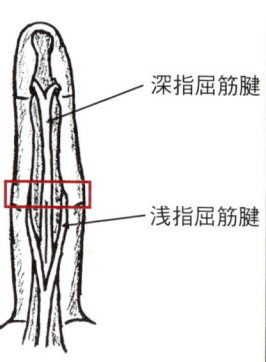

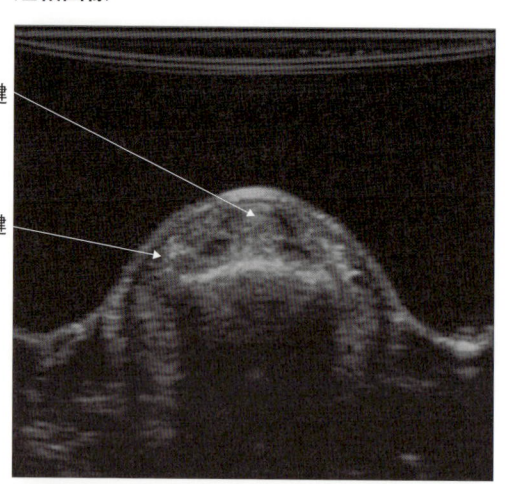

深指屈筋腱

浅指屈筋腱

——— 短軸画像

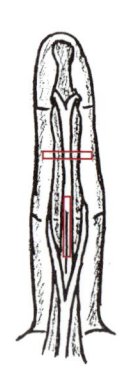

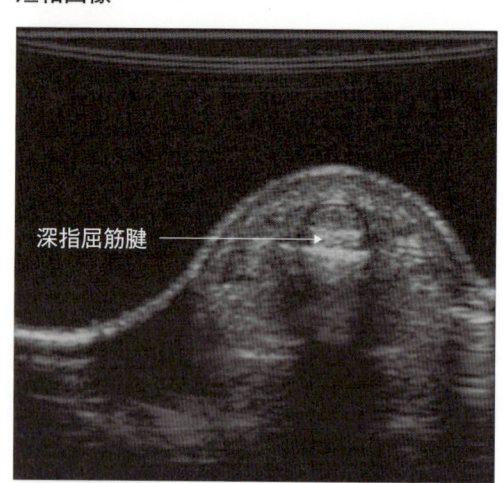

深指屈筋腱

——— 長軸画像

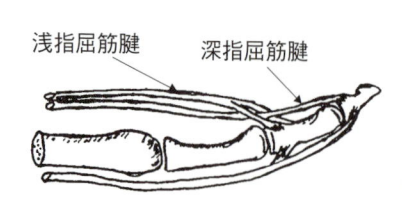

浅指屈筋腱　深指屈筋腱

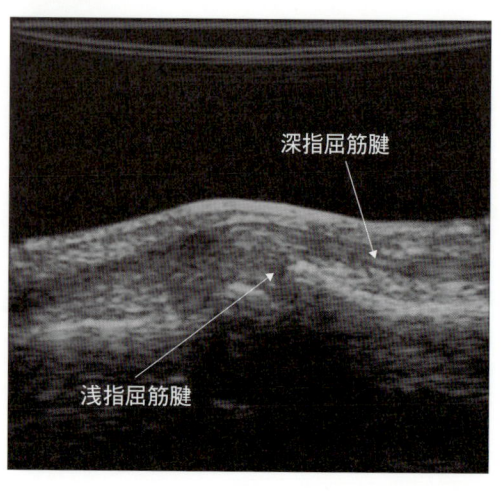

深指屈筋腱

浅指屈筋腱

第 2 章　超音波画像のみ方・よみ方　53

● DIP 関節 ●

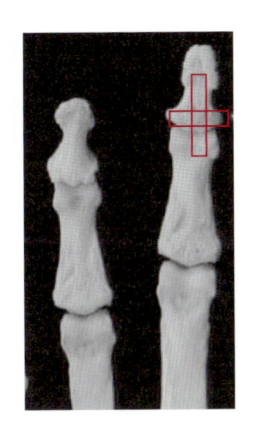

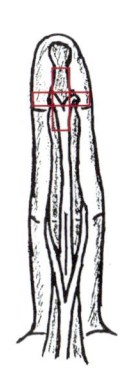

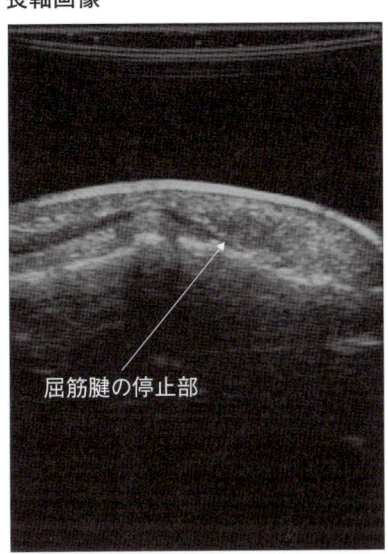

―― 長軸画像

屈筋腱の停止部

―― 短軸画像

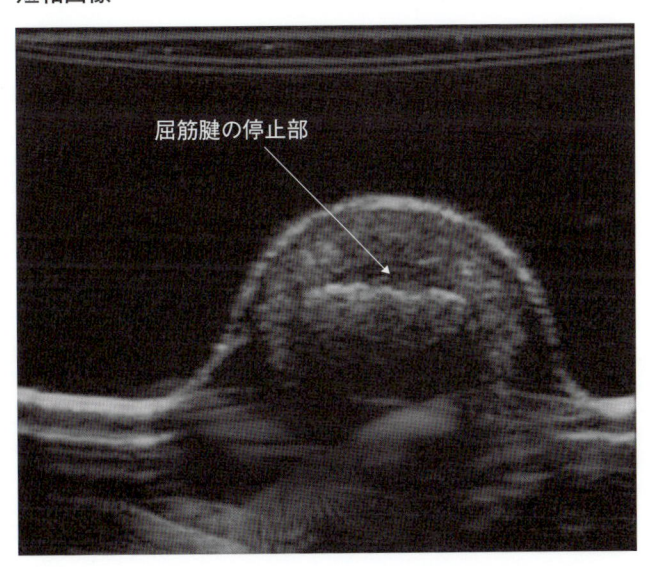

屈筋腱の停止部

II. 下肢編

1. 股関節の観察

大腿骨頸部骨折や変形性股関節症などの観察に有用な方法である．

1-1 解剖

股関節周囲の代表的な骨の名称として，大腿骨頸，大腿骨頭，大転子，小転子が挙げられる．

股関節部の筋では，大転子に梨状筋，小殿筋，外側広筋が付着し，小転子に大腰筋，腸腰筋，内側広筋が付着する．

1-2 観察時のランドマーク

骨でランドマークとなるのは，大腿骨頭，大腿骨頸，大転子，小転子である．

1-3 前面からのアプローチ方法

後面からでは筋層が厚く観察に慣れが必要なので，はじめは前面からの観察で練習する．

1) 長軸画像

長軸走査では，大腿骨上端部に沿って，プローブが平行になるようにアプローチする．

2) 短軸画像

短軸走査では，大腿骨上端部に対して，プローブが垂直になるようにアプローチする．

●解剖（前面）と観察時のランドマーク●

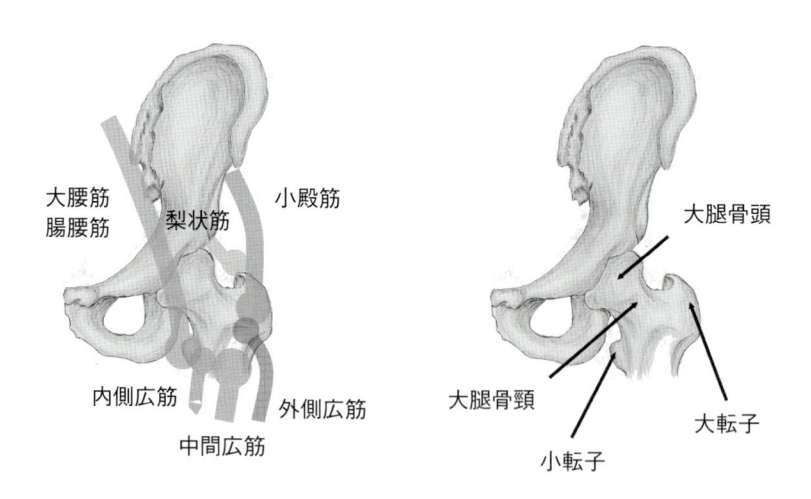

大腰筋
腸腰筋　梨状筋　小殿筋

内側広筋　外側広筋
中間広筋

大腿骨頭
大腿骨頸　大転子
小転子

●前面からのアプローチ●

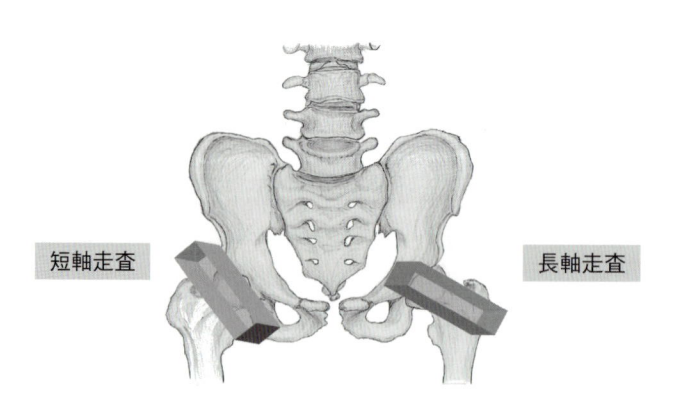

短軸走査　　　　　長軸走査

■大腿骨上端部の観察後面からでは筋層が厚く，観察しにくい．

●股関節(前面からのアプローチ)●

――― 長軸画像

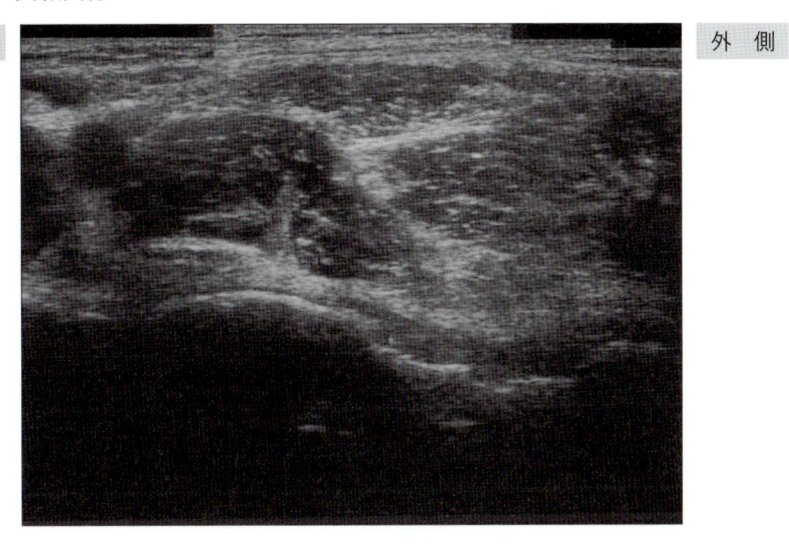

内側　　　　　　　　　　　　　　　　　　外側

■健常例,左股関節前面(パノラマ画像).

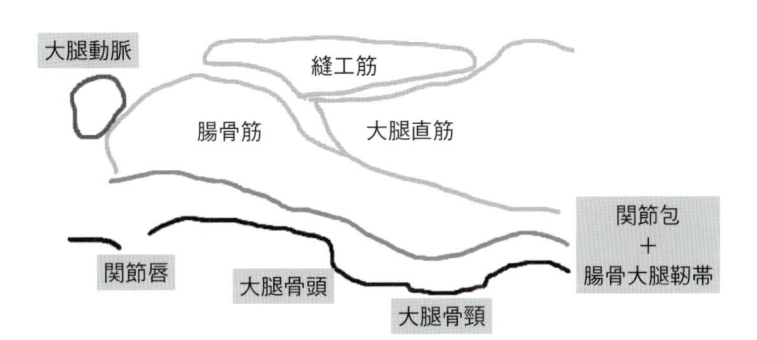

大腿動脈　縫工筋　腸骨筋　大腿直筋　関節包＋腸骨大腿靱帯　関節唇　大腿骨頭　大腿骨頸

■図は上の画像の解剖学的位置関係を示す.

2. 大腿部の観察

大腿部の打撲，肉ばなれ，仮骨性筋炎，大腿骨骨体部骨折などの観察に有用な方法である．

2-1 大腿部の筋

前面の伸筋群には，縫工筋と，内側広筋，外側広筋，大腿直筋，中間広筋からなる大腿四頭筋などがある．内側の内転筋群には，薄筋，大内転筋，長内転筋，短内転筋，恥骨筋などがある．後面の屈筋群には，大腿二頭筋長頭・短頭，半膜様筋，半腱様筋がある．

2-2 大腿部観察時のランドマーク

前面では，上前腸骨棘，膝蓋骨があり，後面では，坐骨結節，大腿骨大転子，大腿骨内・外側顆などがある．

●大腿部の解剖とランドマーク●

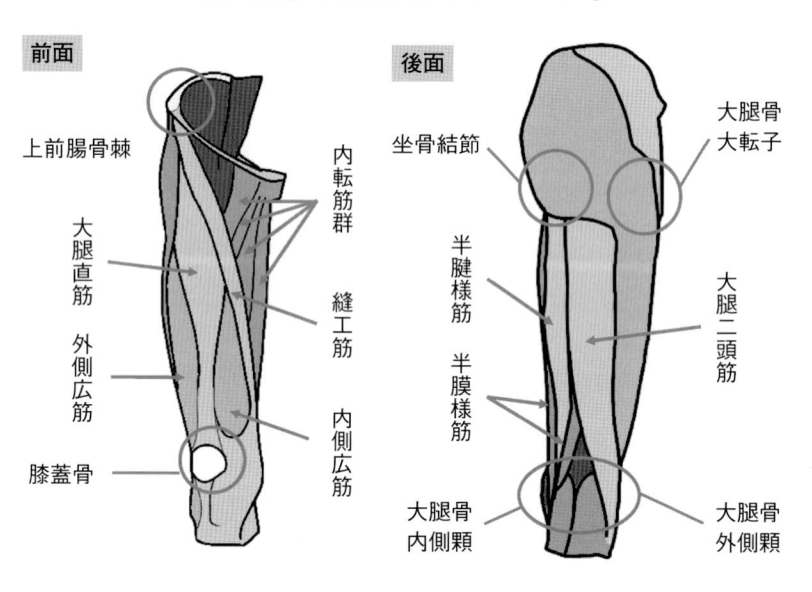

前面
- 上前腸骨棘
- 大腿直筋
- 外側広筋
- 膝蓋骨
- 内転筋群
- 縫工筋
- 内側広筋

後面
- 坐骨結節
- 半腱様筋
- 半膜様筋
- 大腿骨内側顆
- 大腿骨大転子
- 大腿二頭筋
- 大腿骨外側顆

2−3 大腿部前面

1）長軸画像

　上部では，大腿筋膜張筋，中殿筋と外側広筋の一部，大腿骨上端部の大転子前面を描出する．中部では，大腿直筋，中間広筋，大腿骨体部を描出する．
　下部では，大腿四頭筋腱，大腿骨下端部が，また，大腿骨下端部の上方には，大腿骨関節表面を覆う軟骨が，低エコーで描出される．

2）短軸画像

　中部では，大腿直筋，中間広筋，内側広筋が層をなしているのを認める．深部には大腿骨体部を丸く描出する．下部でも大腿直筋，中間広筋，内側広筋，大腿骨下端部を描出する．中部の場合に比べると，それぞれの筋の厚みは薄く，大腿骨はやや扁平な輪郭で認める．

●右大腿部(前面)①●

―― 長軸画像

■上部

中枢側 / 末梢側

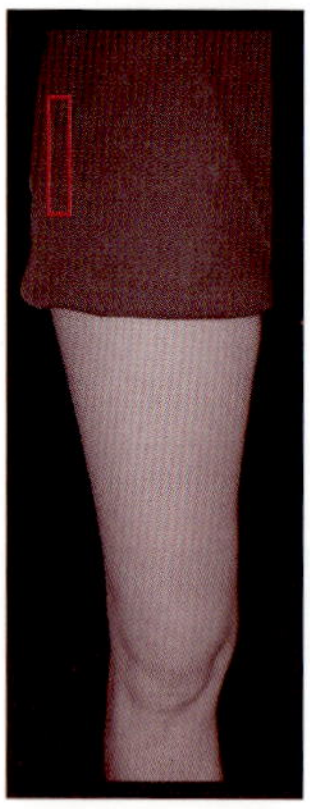

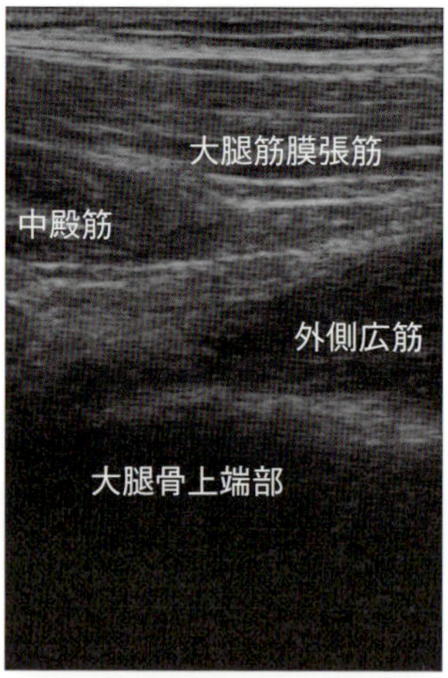

- 大腿筋膜張筋
- 中殿筋
- 外側広筋
- 大腿骨上端部

■中部

中枢側 / 末梢側

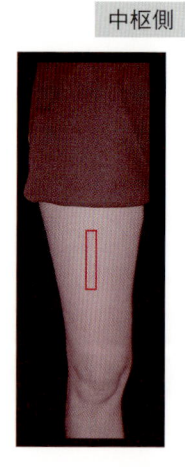

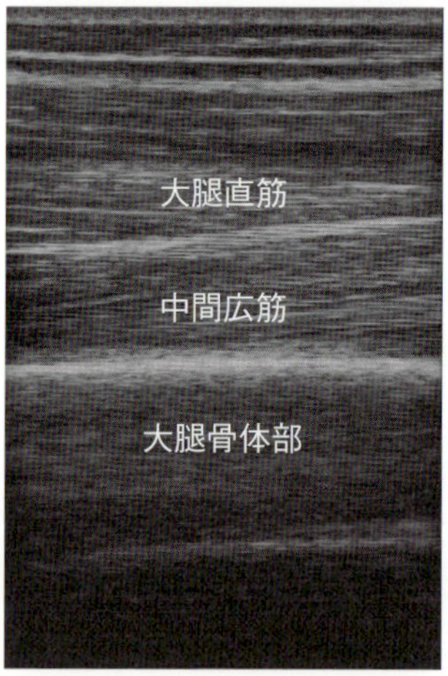

- 大腿直筋
- 中間広筋
- 大腿骨体部

■下部

中枢側 / 末梢側

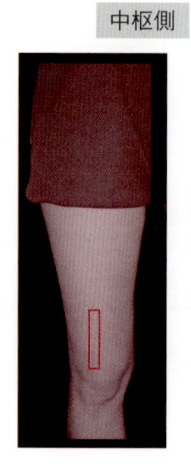

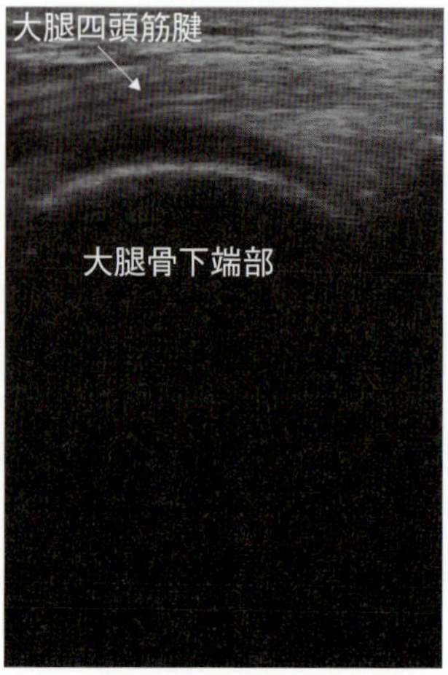

- 大腿四頭筋腱
- 大腿骨下端部

●右大腿部（前面）②●

―― 短軸画像

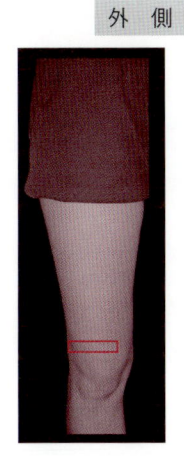

■中部

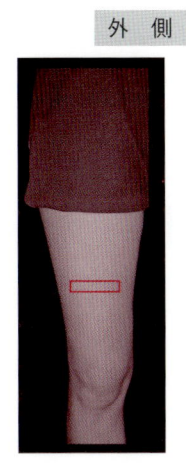

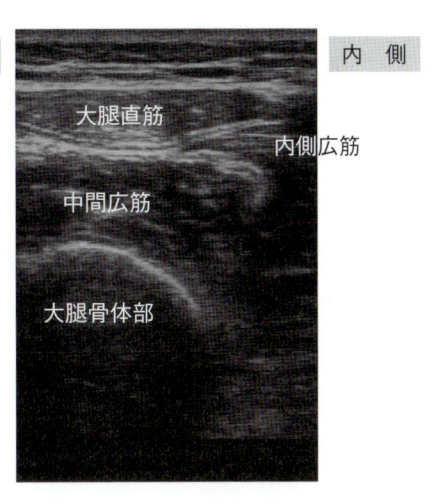

| 外　側 | 内　側 |

大腿直筋
内側広筋
中間広筋
大腿骨体部

■下部

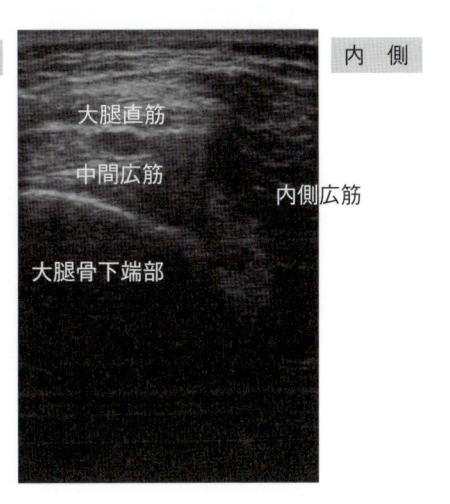

| 外　側 | 内　側 |

大腿直筋
中間広筋
内側広筋
大腿骨下端部

3. 膝の観察

　変形性膝関節症，膝蓋骨骨折，オスグッド病，鵞足炎，ベーカー嚢腫，内・外側側副靱帯損傷，半月板損傷，腸脛靱帯炎などの観察に有用な方法である．

3－1　解剖

　膝関節前面からみると，大腿骨内側顆・外側顆，脛骨内側顆・外側顆，脛骨粗面，腓骨頭などが代表的な骨の名称である．関節包の内側には内側側副靱帯が付着し，関節内に前十字靱帯や関節半月である内側半月がある．外側にも外側側副靱帯が付着し，関節内に外側半月がある．大腿骨下端部の前方には膝蓋骨があり，膝蓋骨から脛骨粗面に膝蓋靱帯が付着する．

　膝関節後面では，後十字靱帯が脛骨内・外側顆の間の脛骨後顆間区に付着する．膝関節後面の筋として，大腿二頭筋，半腱様筋，半膜様筋，腓腹筋内側頭・外側頭がある．

　内側側副靱帯は大腿骨内側顆から脛骨の内側縁に付着し，幅が広く長い．この靱帯は内側半月と癒着している．外側側副靱帯は大腿骨外側顆から腓骨頭に付着し，幅が狭く，索状で，短い．この靱帯は外側半月と癒着していない．

3－2　膝観察時のランドマーク

　骨では膝蓋骨，大腿骨内側顆・外側顆，脛骨粗面，腓骨頭，軟部組織では膝窩動・静脈をランドマークとする．

●膝の解剖①●

―― 前面（右）

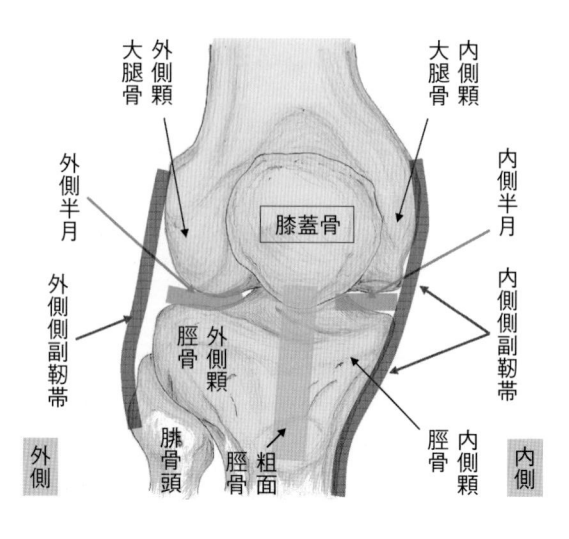

●膝の解剖②●

── 後面（右）

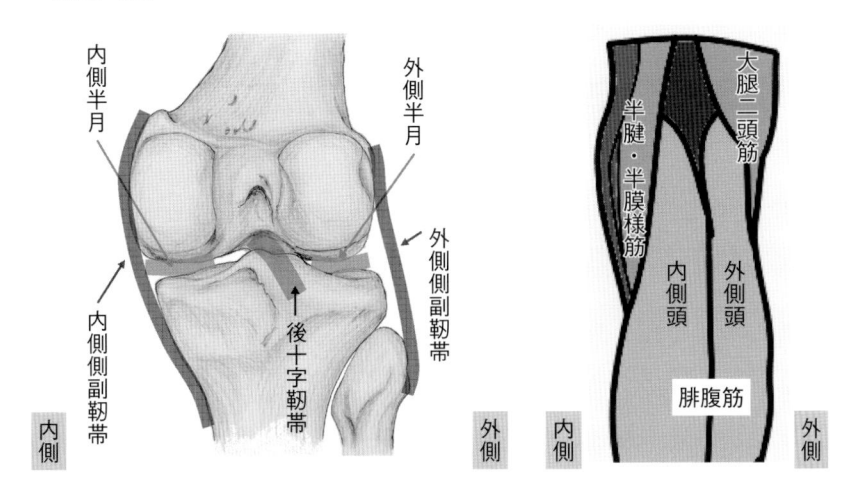

内側半月／内側側副靱帯／後十字靱帯／外側半月／外側側副靱帯
内側　外側

大腿二頭筋／半腱・半膜様筋／内側頭／外側頭／腓腹筋
内側　外側

── 内側（右）

大腿骨内側顆／脛骨内側縁

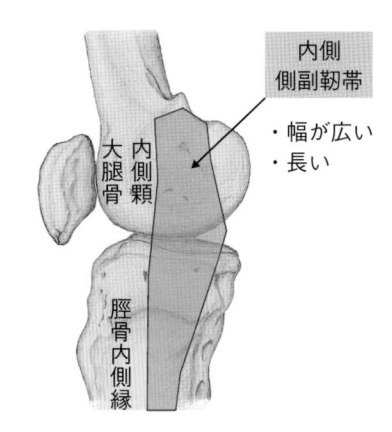

内側側副靱帯
・幅が広い
・長い

── 外側（右）

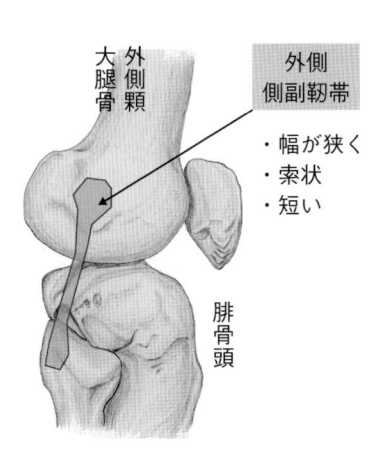

大腿骨外側顆／腓骨頭

外側側副靱帯
・幅が狭く
・索状
・短い

●膝観察時のランドマーク●

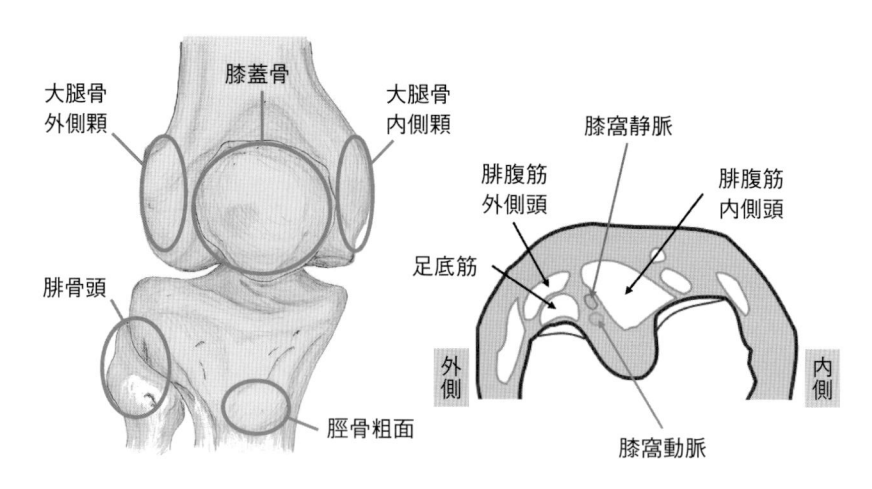

3-3 膝前面

1) 長軸画像

膝前面の膝蓋骨から脛骨粗面までを長軸走査する．

上部と下部の画像では，膝蓋靱帯が低エコーで，中部の画像では高エコーで認める．これらのエコーレベルの違いは，膝蓋靱帯への入射角の違いにより起こる．上部と下部の画像での膝蓋靱帯の走行は斜めであり，入射角が斜めなため，反射は起こりにくく低エコーとなる．中部の画像の膝蓋靱帯の走行は平行に近く，入射角が垂直に近く，反射が起こりやすく高エコーとなる．

膝蓋靱帯が膝蓋骨，脛骨粗面の表面に覆いかぶさるように付着している様子を観察できる．

2) 短軸画像

膝前面の膝蓋骨から脛骨粗面までを短軸走査する．

それぞれの画像で，膝蓋靱帯を幅広く扁平に認める．

下部と上部の画像では膝蓋靱帯が低エコーで，中部の画像では高エコーで描出されている．これは長軸走査で描出した画像同様，膝蓋靱帯への入射角の違いによりエコーレベルに違いが生じたためである．

●膝前面(右)①●

― 長軸画像

■上部

中枢側　　末梢側

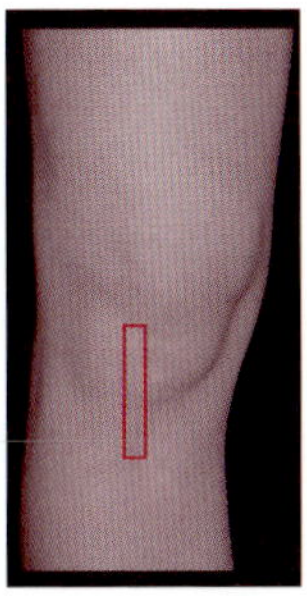

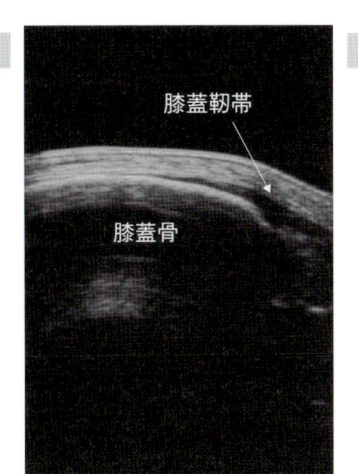

膝蓋靭帯
膝蓋骨

■中部

中枢側　　末梢側

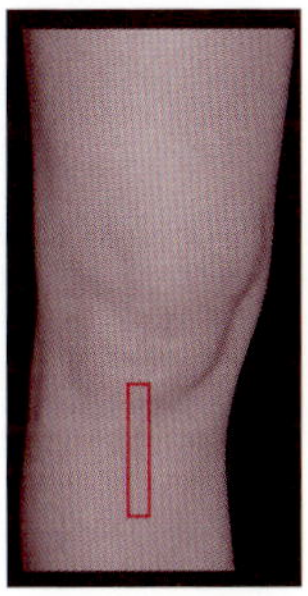

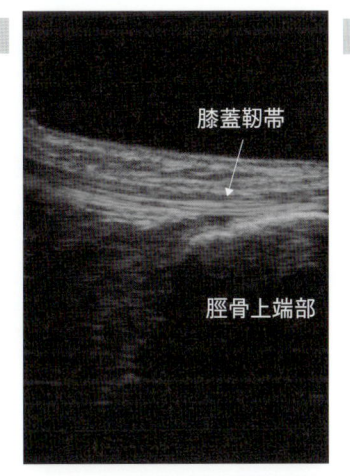

膝蓋靭帯
脛骨上端部

■下部

中枢側　　末梢側

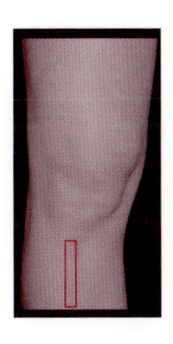

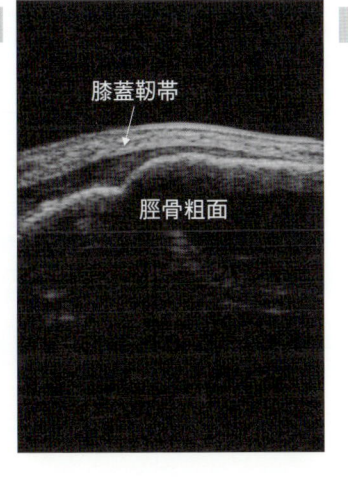

膝蓋靭帯
脛骨粗面

●膝前面(右)② ●

―― 短軸画像

■上部

外側 / 内側

膝蓋靭帯
膝蓋骨

■中部

外側 / 内側

膝蓋靭帯

■下部

外側 / 内側

膝蓋靭帯
脛骨粗面

3-4 膝後面

1) 長軸画像

　膝後面を内側から外側に長軸走査する．

　最内側（①）では大腿骨内側顆と脛骨内側顆の間に，内側半月と内側側副靱帯が一体となり，やや高エコーで描出されている．

　中内側（②）では半膜様筋腱がやや低エコーで，右斜め下に認める．

　膝窩中央では，浅部に腓腹筋内側頭が描出され，深部に脛骨後顆間区から深部に向けて，やや低エコーで後十字靱帯が認められる．

　外側では，浅部に腓腹筋外側頭，その後方に足底筋，深部では外側半月を認める．

2) 短軸画像

　膝後面（膝窩部）を大腿骨下端部から脛骨上端部へ，移動しながら短軸走査し，膝窩動脈を描出する．

　大腿骨顆部では，膝窩動脈が描出される．また，膝窩動脈の内側に腓腹筋内側頭を描出する．

　関節部では，腓腹筋内側頭は大腿骨顆部の画像中の腓腹筋内側頭より大きく認める．大腿骨内側顆に近い深部に後十字靱帯を認める．

　脛骨顆部では，浅部に腓腹筋内側頭，足底筋，膝窩筋が描出される．後十字靱帯は後顆間区に認める．

●膝後面(右)①●

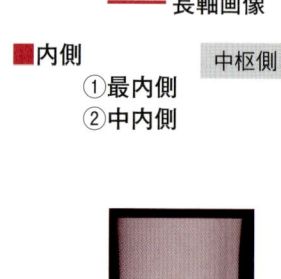

――― 長軸画像

■内側
①最内側
②中内側

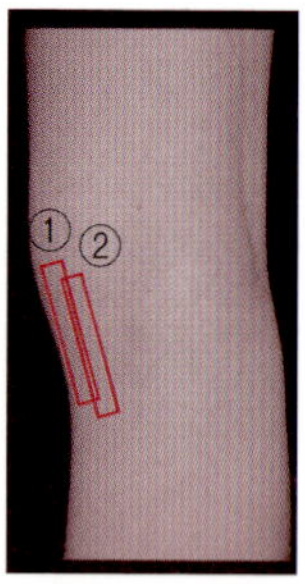

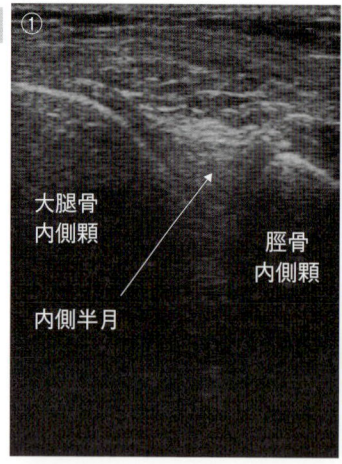

① 大腿骨内側顆 / 脛骨内側顆 / 内側半月

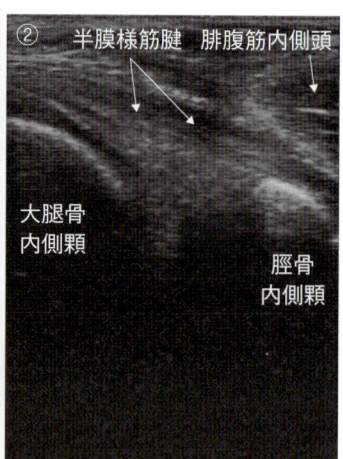

② 半膜様筋腱　腓腹筋内側頭 / 大腿骨内側顆 / 脛骨内側顆

■膝窩中央

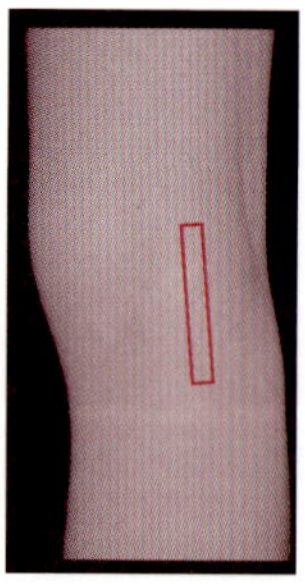

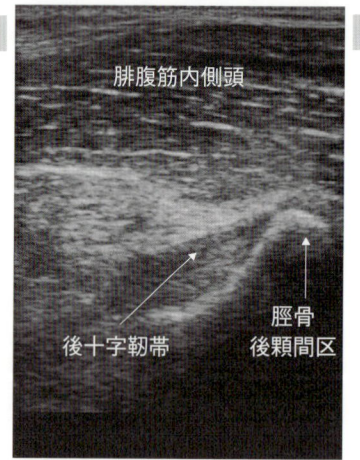

腓腹筋内側頭 / 後十字靱帯 / 脛骨後顆間区

■外側

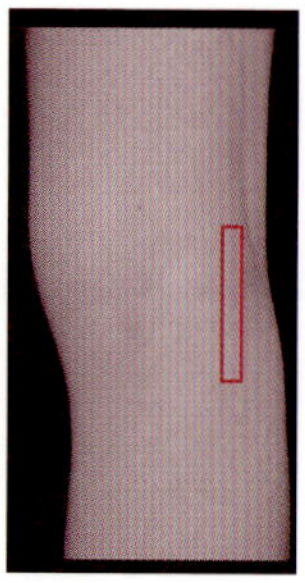

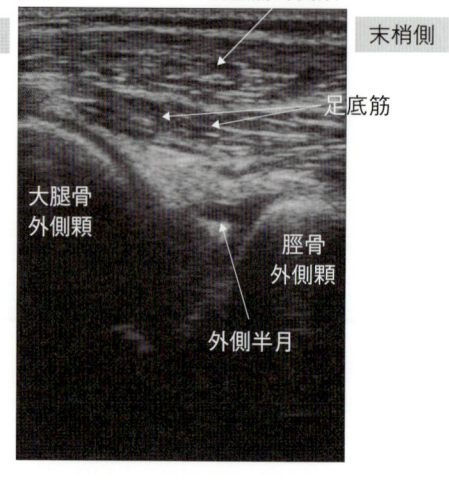

腓腹筋外側頭 / 足底筋 / 大腿骨外側顆 / 脛骨外側顆 / 外側半月

●膝後面（右）②●

――― 短軸画像

■大腿骨顆部

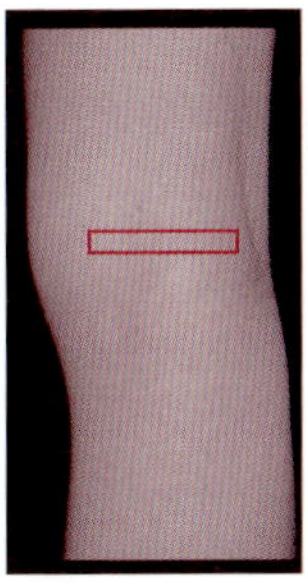

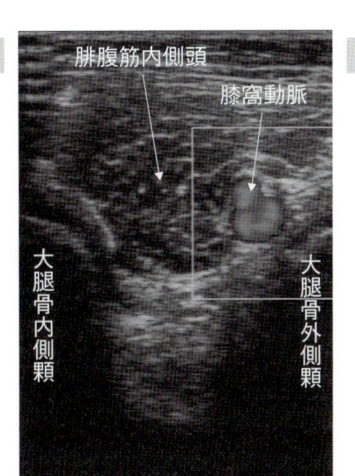

内側　外側
腓腹筋内側頭
膝窩動脈
大腿骨内側顆
大腿骨外側顆

■関節部

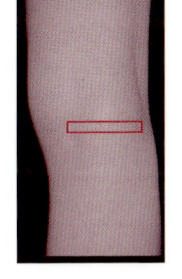

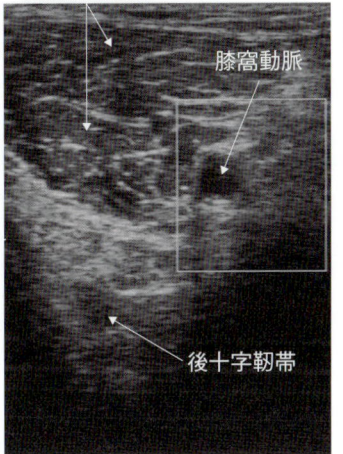

腓腹筋内側頭
内側　外側
膝窩動脈
後十字靭帯

■脛骨顆部

腓腹筋内側頭
内側　外側
足底筋
膝窩動脈
膝窩筋
脛骨内側顆
脛骨外側顆

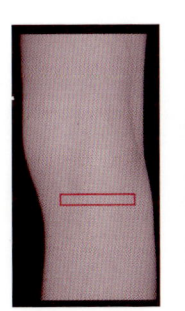

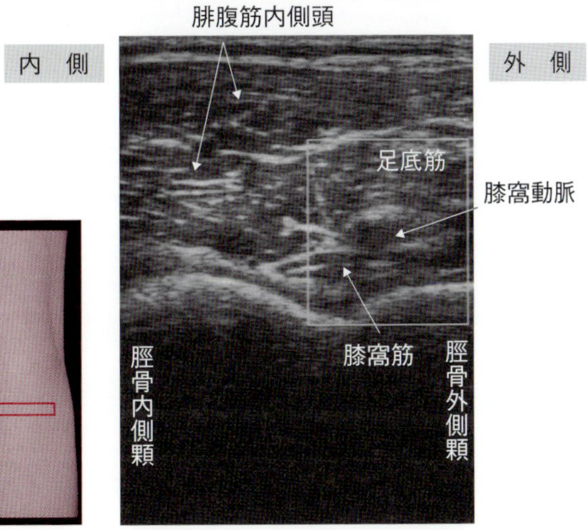

3-5　膝内側面

1）長軸画像

　膝内側の大腿骨内側上顆から脛骨内側顆までを，内側側副靱帯に沿って長軸走査する．

　上部では，大腿骨内側上顆が最も盛り上がって認める位置で描出した．大腿骨内側上顆に付着する内側側副靱帯をやや低エコーで認める．

　下部も上部の画像と同様に，内側側副靱帯はやや低エコーで認める．また脛骨内側顆に付着する様子が認められる．この画像においては，癒着している内側半月と内側側副靱帯のそれぞれを判別するのは難しい．

2）短軸画像

　膝内側を大腿骨内側上顆から脛骨内側顆へ内側側副靱帯に沿って短軸走査する．

　上部では，大腿骨内側上顆を山型に認める．この山の頂上付近に内側側副靱帯をやや高エコーで認める．下部では，脛骨内側顆を円弧状に認める．この位置では，内側側副靱帯はやや高エコーで扁平に認める．

●膝内側面（右）①●

— 長軸画像

■上部

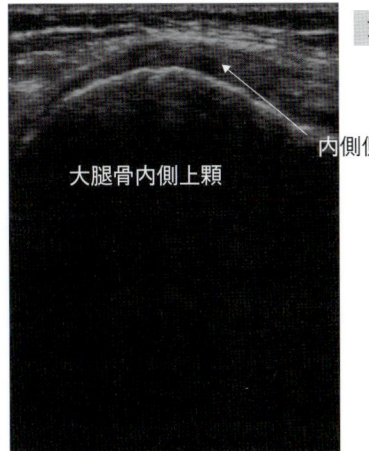

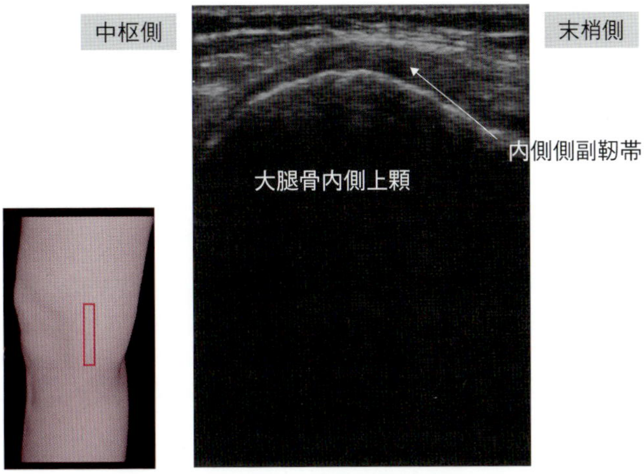

中枢側　末梢側

内側側副靱帯
大腿骨内側上顆

■下部

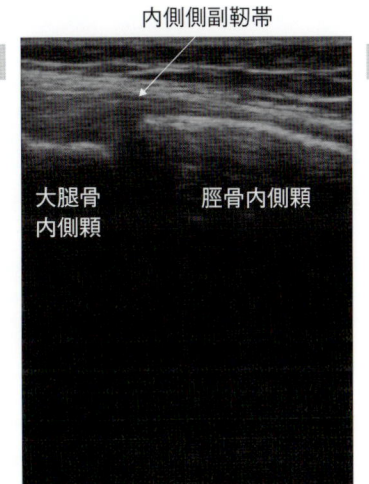

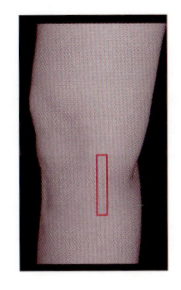

内側側副靱帯
中枢側　末梢側

大腿骨内側顆　脛骨内側顆

●膝内側面(右)②●

— 短軸画像

■上部

腹側　背側

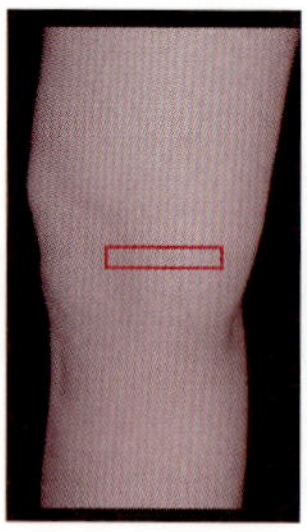

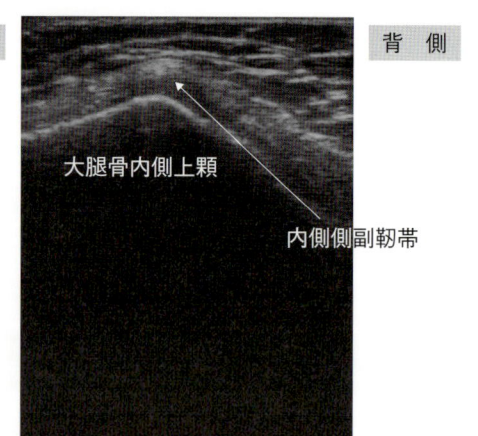

大腿骨内側顆
内側側副靱帯

■下部

腹側　背側

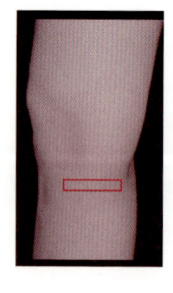

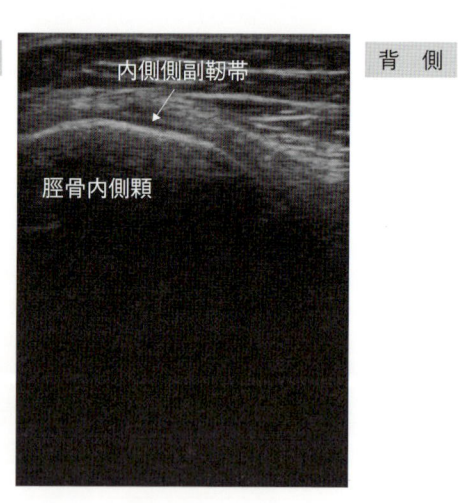

内側側副靱帯
脛骨内側顆

3-6 膝外側面

1) 長軸画像

膝外側を大腿骨外側上顆から脛骨外側顆,腓骨頭へ,外側側副靭帯に沿って長軸走査する.

上部では,大腿骨下端部の外側上顆と外側顆を認める.

下部では,脛骨外側顆および腓骨頭を認める.

各画像で,外側側副靭帯が高エコーで認められ,大腿骨外側上顆から腓骨頭へ付着する様子が観察できる.

2) 短軸画像

膝外側を大腿骨外側上顆から,大腿骨外側顆,腓骨頭へ,外側側副靭帯に沿って短軸走査する.

上部では,大腿骨外側上顆が山型に描出され,この山の頂上に外側側副靭帯をやや低エコーで認める.

中部では,大腿骨外側顆の輪郭は平らに認め,そのやや前方にやや低エコーで楕円に近い形で外側側副靭帯を認める.

下部では,腓骨頭上端の輪郭が平らで,腓骨頭の前方(腹側)寄りに外側側副靭帯をやや低エコーで認める.

●膝外側面(右)①●

— 長軸画像

■上部

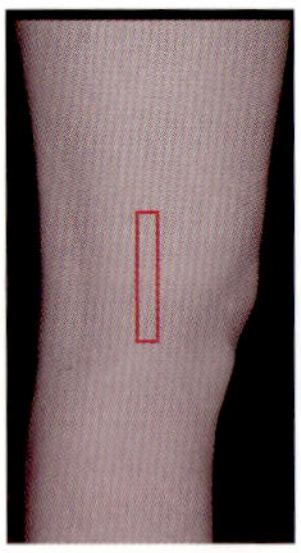

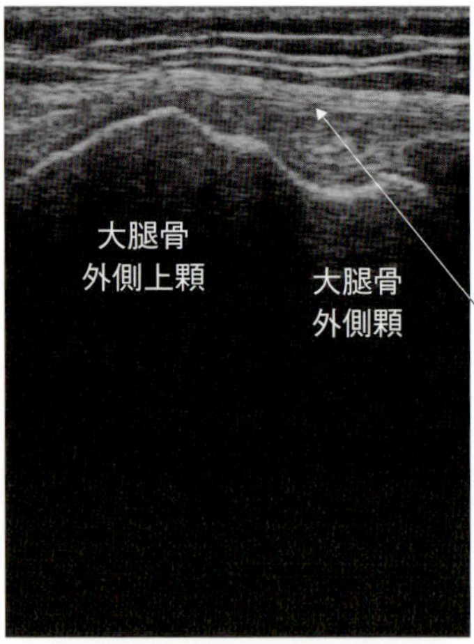

中枢側　　末梢側

大腿骨外側上顆　大腿骨外側顆　外側側副靭帯

■下部

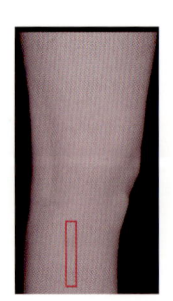

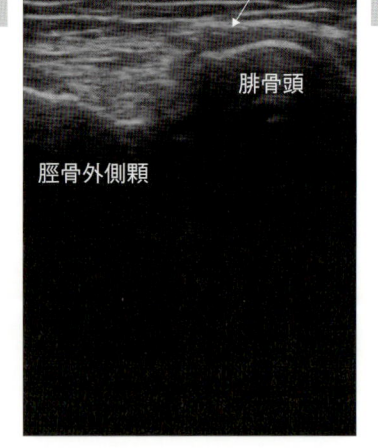

中枢側　　末梢側

外側側副靭帯　腓骨頭　脛骨外側顆

●膝外側面（右）②●

――― 短軸画像

■上部

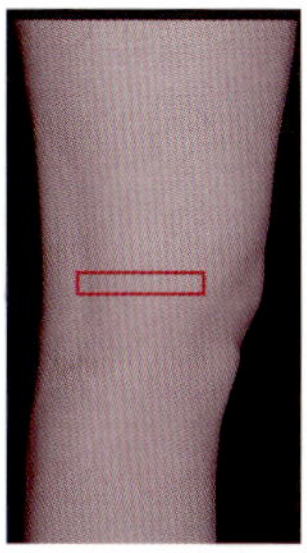

背側 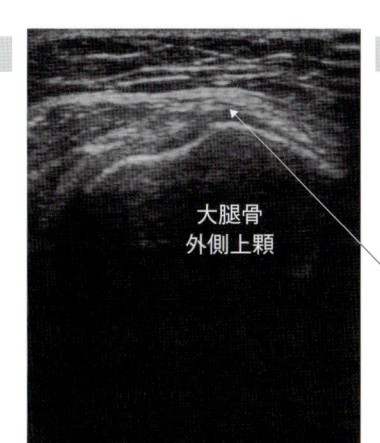 / 腹側

大腿骨外側上顆
外側側副靱帯

■中部

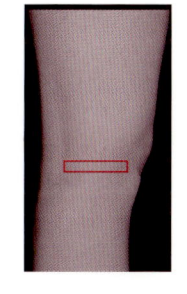

背側 / 腹側

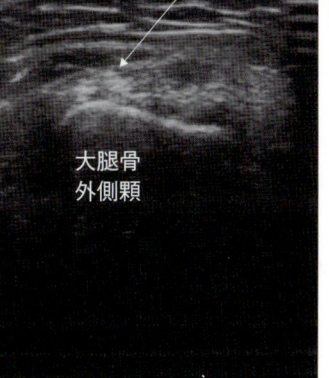

外側側副靱帯
大腿骨外側顆

■下部

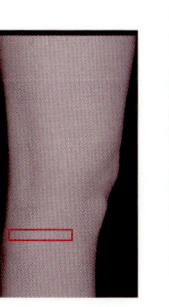

背側 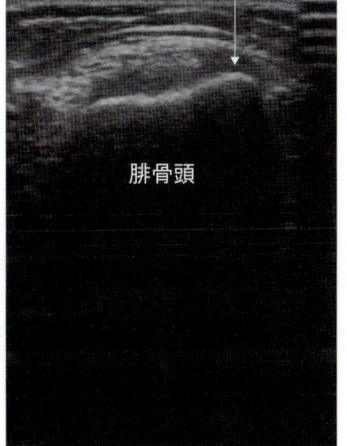 / 腹側

外側側副靱帯
腓骨頭

4. 下腿部の観察

腓腹筋肉ばなれ，シンスプリント，下腿骨下端部骨折，アキレス腱断裂・アキレス腱炎・アキレス腱周囲炎，滑液包炎などのさいの観察に有用な方法である．

4-1 下腿部の代表的な筋

前面の伸筋では前脛骨筋，後面の屈筋では腓腹筋内側頭・外側頭，ヒラメ筋，またそれらに連なるアキレス腱がある．

下腿下部の矢状断面をみると，踵骨にアキレス腱が付着し，その深部に脂肪体があり，中枢方向では浅部から腓腹筋，ヒラメ筋，長母指屈筋，長指屈筋が存在する．

4-2 下腿部観察時のランドマーク

前面では脛骨内側顆，腓骨頭，脛骨粗面，外果，内果，後面では大腿骨内側顆・外側顆，脛骨内側顆，腓骨頭，外果，内果，踵骨がある．

● 解　剖 ●

右下腿部前面

- 前脛骨筋
- ヒラメ筋
- 外側
- 内側

右下腿部後面

- 腓腹筋内側頭
- 腓腹筋外側頭
- アキレス腱
- 内側
- 外側

- 腓腹筋
- ヒラメ筋
- アキレス腱
- 脂肪体
- 踵骨
- 脛骨
- 長指屈筋
- 長母指屈筋

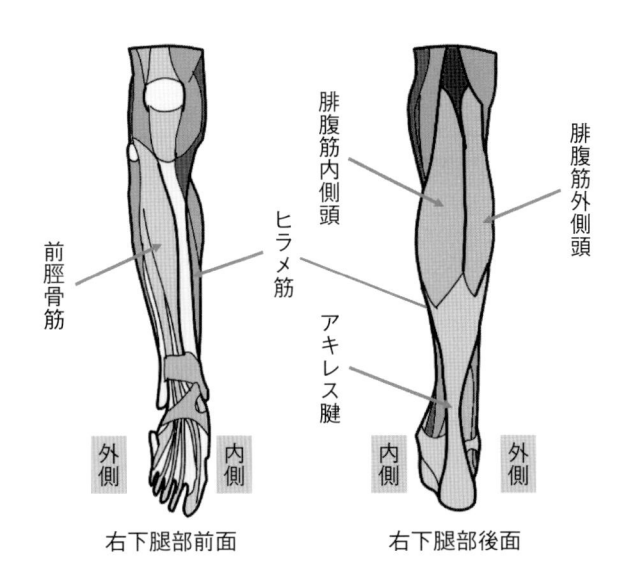

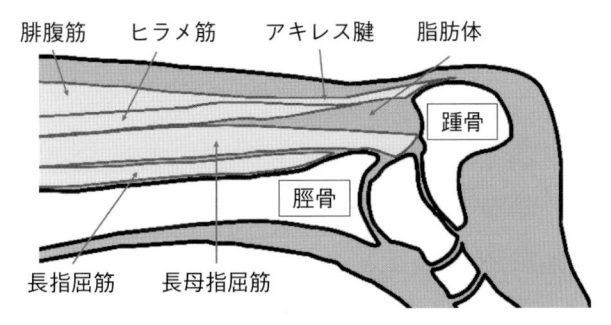

● 下腿部観察時のランドマーク ●

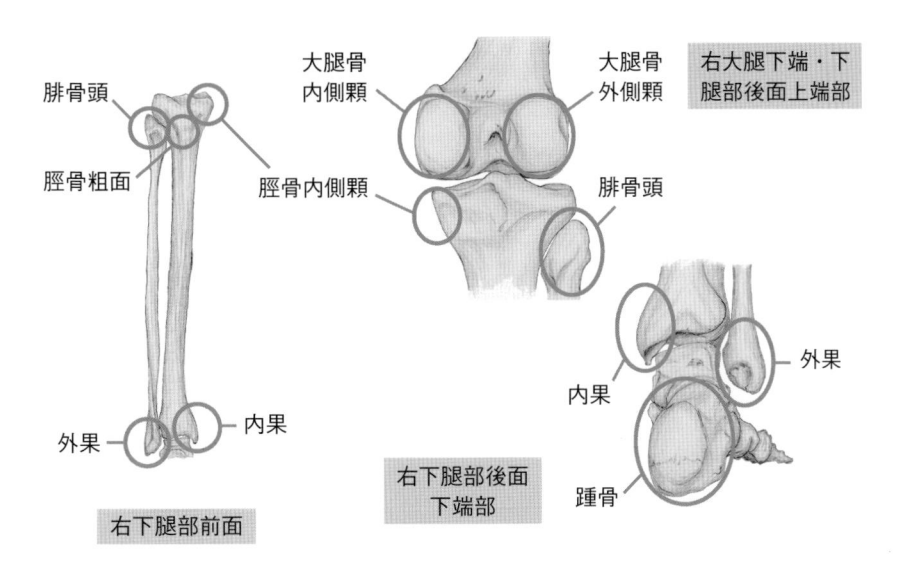

右下腿部前面

- 腓骨頭
- 脛骨粗面
- 外果
- 内果

右大腿下端・下腿部後面上端部

- 大腿骨内側顆
- 大腿骨外側顆
- 脛骨内側顆
- 腓骨頭

右下腿部後面下端部

- 内果
- 外果
- 踵骨

4-3　下腿部後面

1）長軸画像

　下腿部後面を踵骨から腓腹筋内側へ移動し，長軸走査する．

　アキレス腱付着部の画像では，やや高エコーのアキレス腱が踵骨後面の踵骨隆起に付着する様子が認められる．またアキレス腱の深部にやや低エコーで脂肪体を認める．

　脛骨下端部の画像では，アキレス腱，脂肪体，長母指屈筋が層をなしているのを認め，これらの深部に脛骨の後面が描出されている．

　筋腱移行部の画像では，腓腹筋内側がアキレス腱へと移行する様子を認める．その深部には，ヒラメ筋が裏打ちするように存在し，さらに深部に長指屈筋を認める．

　筋腹部分の画像では，腓腹筋内側，ヒラメ筋，長指屈筋それぞれが，厚みを持って描出される．

2）短軸画像

　下腿部後面を踵骨から腓腹筋内側へ移動し，短軸走査する．

　アキレス腱付着部の画像では，踵骨の表面にアキレス腱がやや低エコーで認められる．アキレス腱のやや低エコーの形状は扁平で，幅広く認める．

　アキレス腱部の画像では，アキレス腱がやや高エコーで楕円形に似た形状で認められる．また，アキレス腱の深部には，脂肪体がやや高エコーで認められる．

　筋腱移行部の画像では，腓腹筋がアキレス腱に移行する部で，アキレス腱をやや高エコーで，厚さが薄く，扁平に認める．また，その深部にはヒラメ筋を認める．

　腓腹筋内側筋腹部分の画像では，腓腹筋内側が厚みを持って認められる．

●下腿部後面（右）①●

—— 長軸画像

■アキレス腱付着部

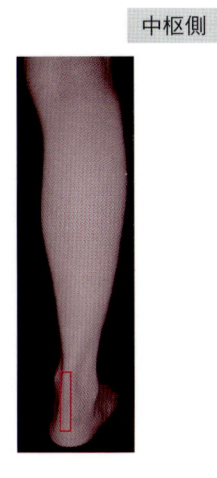

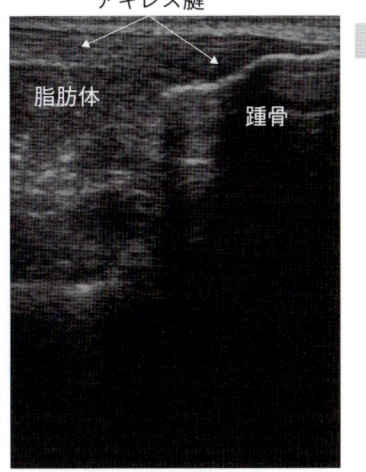

中枢側 / 末梢側

アキレス腱
脂肪体
踵骨

■脛骨下端部

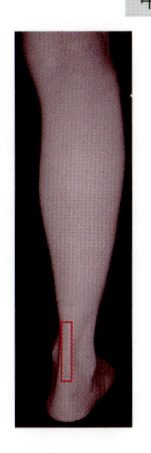

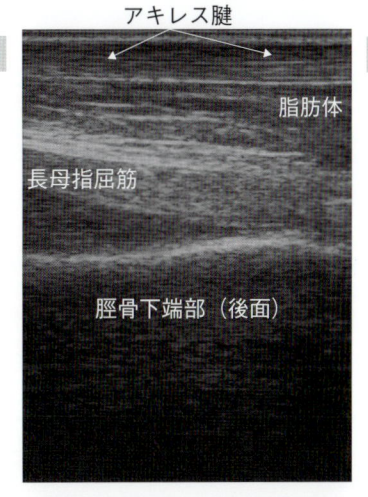

中枢側 / 末梢側

アキレス腱
脂肪体
長母指屈筋
脛骨下端部（後面）

■筋腱移行部

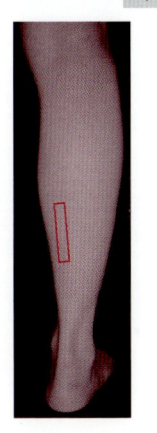

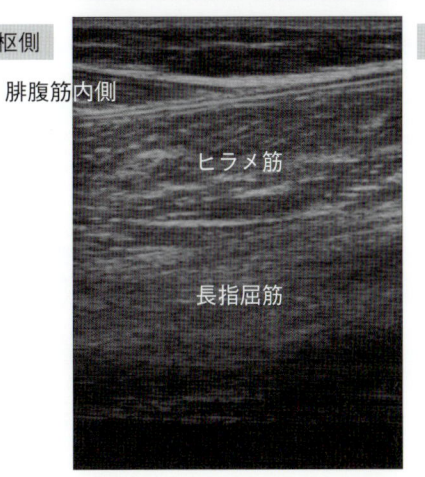

中枢側 / 末梢側

腓腹筋内側
ヒラメ筋
長指屈筋

●下腿部後面(右)②●

――― 長軸画像

■筋腹部分

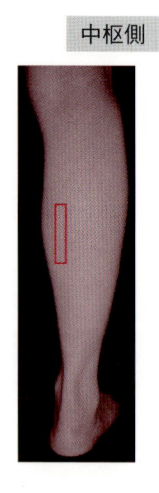

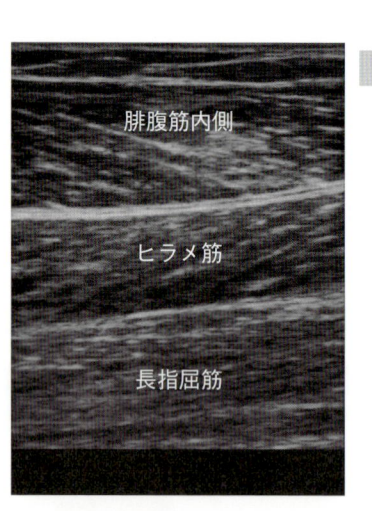

中枢側 / 末梢側

腓腹筋内側
ヒラメ筋
長指屈筋

――― 短軸画像

■アキレス腱付着部

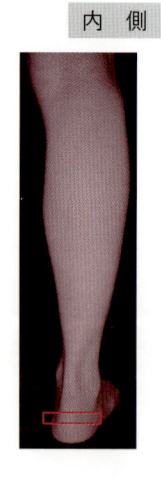

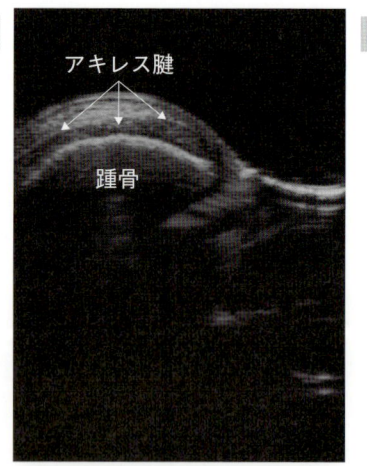

内側 / 外側

アキレス腱
踵骨

■アキレス腱部

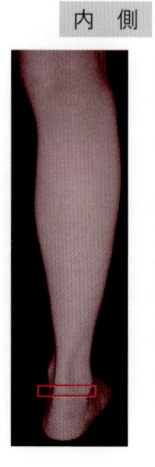

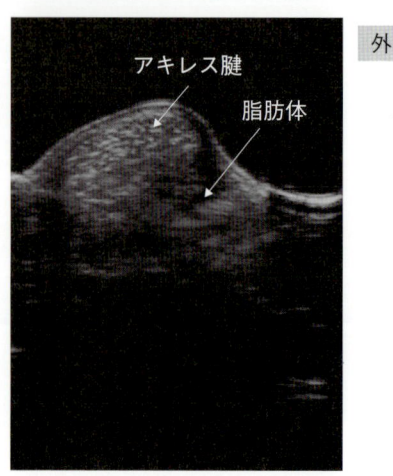

内側 / 外側

アキレス腱
脂肪体

●下腿部後面(右)③●

■ 筋腱移行部

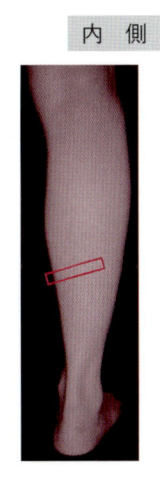

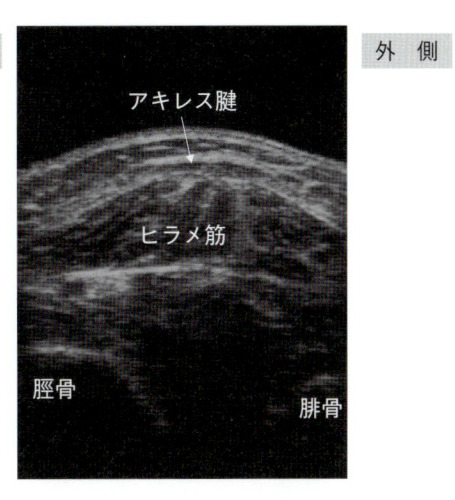

内 側　　　外 側

アキレス腱
ヒラメ筋
脛骨　　　腓骨

■ 腓腹筋内側筋腹部分

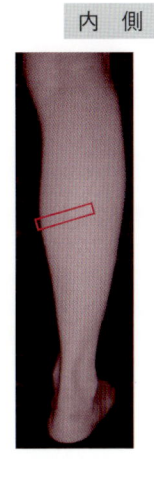

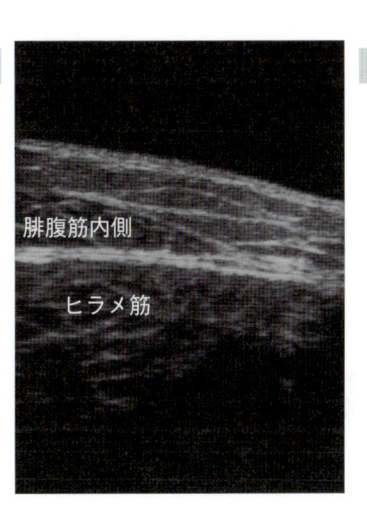

内 側　　　外 側

腓腹筋内側
ヒラメ筋

5. 足部の観察

足関節捻挫，腱鞘炎，中足骨骨折，趾骨骨折，踵骨骨端炎，踵骨骨棘などの観察に有用な方法である．

5-1 足部の解剖

足部には筋腱組織，腱鞘，靭帯，滑液包などがあり，複雑な構造をなす．

臨床上で比較的観察する機会の多い組織を示す．観察時のポイントとしては，前距腓靭帯の走行は真っ直ぐではなく，距骨の位置で向きを変える（＝ラップ・アラウンド）ことに注意をする．

5-2 足部観察時のランドマーク

内側では，内果，舟状骨，踵骨，外側では外果，踵骨がある．

●解　剖●

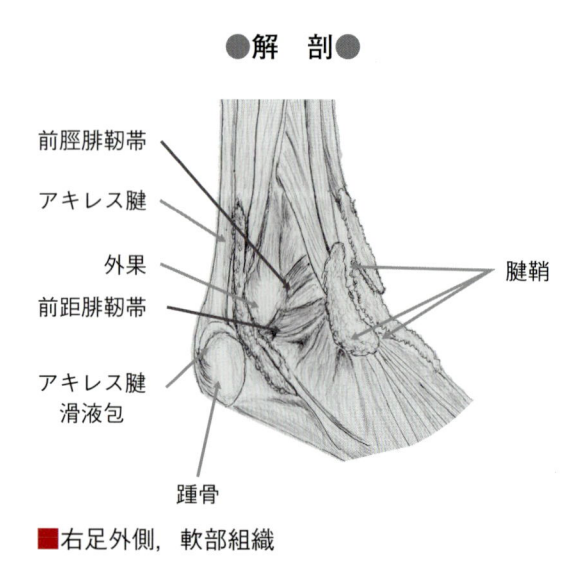

■右足外側，軟部組織

●足部観察時のランドマーク●

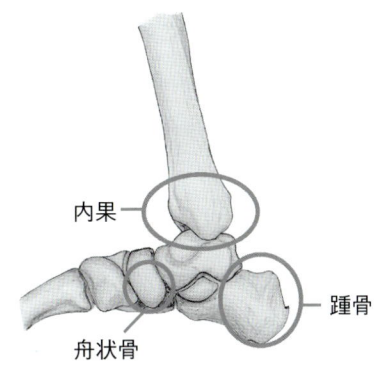

内果 —
舟状骨
踵骨

■**右足関節，内側**

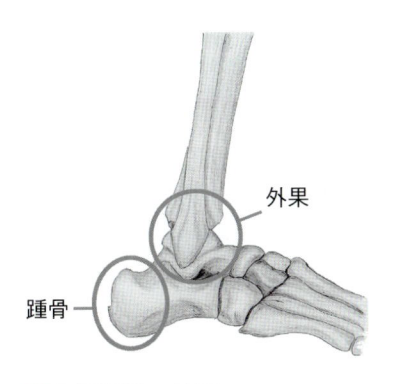

外果
踵骨

■**右足関節，外側**

5-3　足関節部

1）長軸画像

前距腓靱帯を長軸走査する．
前距腓靱帯が外果から距骨（距骨頸）へ，やや低エコーで認められる．

2）短軸画像

前距腓靱帯を短軸走査する．
前距腓靱帯が外果の上方に，低エコーで認められる．

5-4　右足背（第2中足骨）

右第2中足骨の頭部から体部を足背から長軸走査する．さらに，右第1から4中足骨の体部を足背面から短軸走査する．

●足関節部①●

―― 長軸走査　　　　　　　　―― 短軸走査

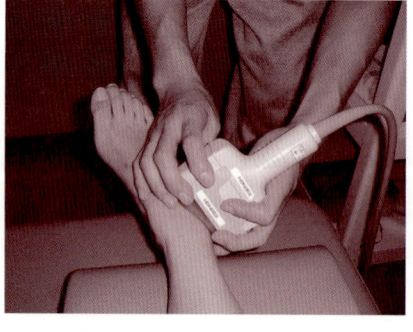

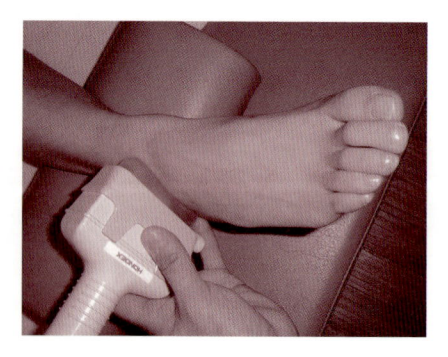

■右足関節外側（前距腓靱帯）

第 2 章 超音波画像のみ方・よみ方　85

● 足関節部②（右外側）●

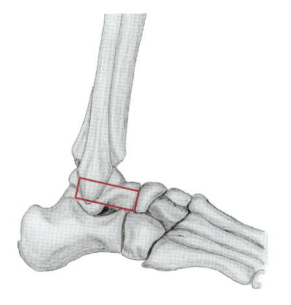

――― 長軸画像

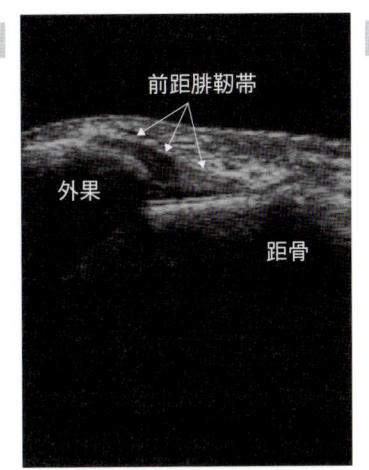

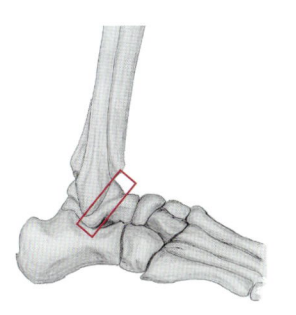

後方　前方

前距腓靭帯

外果

距骨

――― 短軸画像

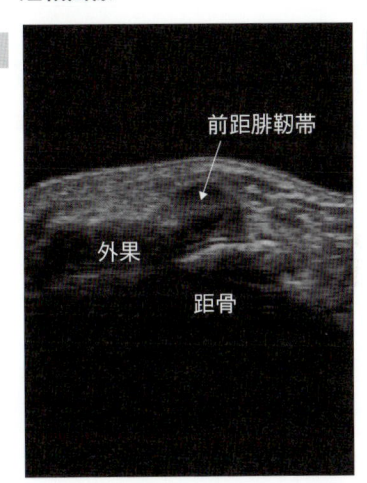

後方　前方

前距腓靭帯

外果

距骨

●右足背●

── 長軸画像

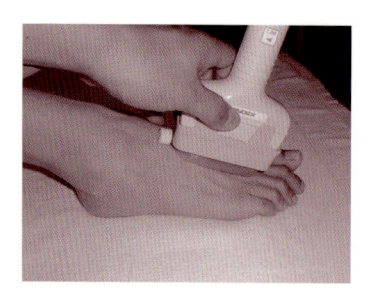

中枢側　　　末梢側

MP

■長軸走査

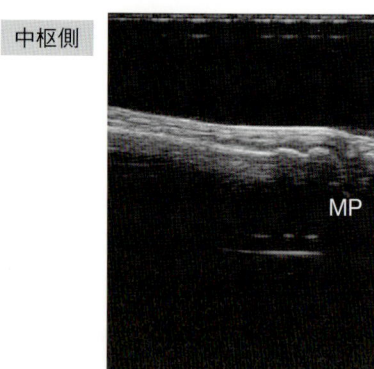

── 短軸画像

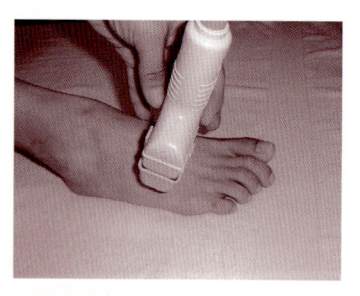

外側　　　内側

Ⅳ　Ⅲ　Ⅱ　Ⅰ

■短軸走査

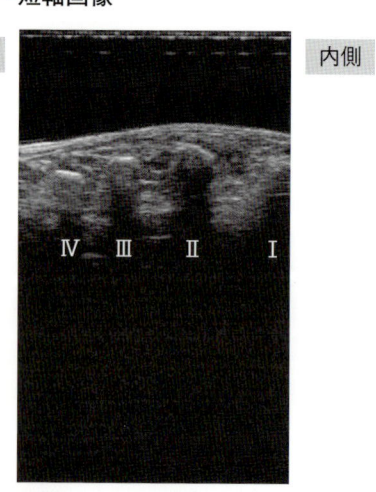

■第Ⅰ～Ⅳ中足骨

第3章　臨床応用／六大関節の典型症例

はじめに

　臨床に応用可能な超音波画像検査装置を使うにあたり，大切なことは，まず第一に臨床所見をしっかり把握することである．どの部位に痛みがあり，どういう動作によって痛みを発するのか．受傷機転はどうなのか．初診時にしっかり問診・視診・触診などを実施する．そのうえで，必要なテストを行い再現性を確認する．

　これらの情報をもとに，どのような肢位で，どのようにプローブを走査するのか，あるいは静的にか，動的に観察するのか決定する．その後，ルーチンの基本操作に従い関心領域をしっかり描出して読影する．さらに，必ず健側との比較を行うことが必要である．初心者では，特にこの比較が大切となる．常に健側と患側の比較を行うことによって異常部位が次第に読み取れるようになる．解剖学的知識が必要なことは，いうまでもない．常に，断層解剖をイメージしておくことが必要である．

　臨床では，初診時にわからないときは次回日時を決めて再度検査する．自分自身で，練習しておくことも上達の秘訣である．

　近年，超音波画像検査装置の精度も格段に向上している．しかし判断が困難なときは，医師との連携も大切である．X線・MRIなども，必要であれば依頼して，エコー像とX線・MRIを対比する．

　本章では，入門編として，基本的な傷病・疾患を挙げている．治療のための根拠となる超音波観察は，今後柔道整復領域において必ず必要な戦力となる．そしてまた，医療訴訟や保険請求のさいには，正当かつ適切な治療を施しているという事実・根拠にもなり得る．まずは，本書の第1，2章により正常画像や基本的な工学的知識を習得してほしい．

　軟部組織損傷におけるエコーの有用性については，特に筋・腱・靭帯損傷に対して，特筆すべきものがある．損傷程度をはじめとして，いろいろな情報が得られる．もっと有効に活用する必要がある．

　しかし，運動器領域における超音波検査を実施している医療機関は，整骨院も含めて非常に少ない．筆者は，ほとんどすべての患者に対して画像検査装置を使用している．そして得られた情報をもとに治療メニューを作成して施術にあたっている．ぜひ，超音波画像検査装置の有用性を知ってほしい．

●上腕二頭筋長頭腱炎●

―― 短軸画像

外側　　　内側

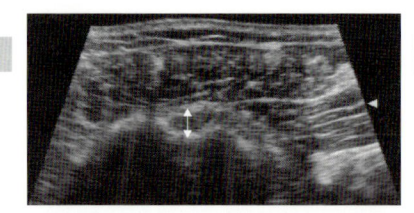

■右健側

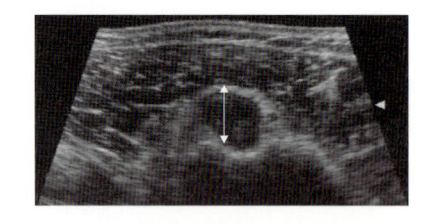

■左患側：腱の肥厚と滑液貯留を示す低エコー域

―― 長軸画像

近位　　　遠位

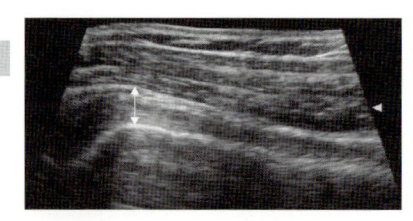

■右健側

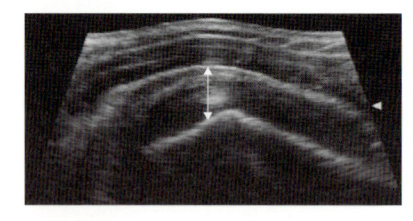

■左患側

上腕二頭筋長頭腱炎：長頭腱の観察は，比較的簡単である．上腕骨上端部前面を短軸走査から長軸走査へと移行するように観察する．この症例では，転倒が原因で腕が上がらなくなったものである．臨床所見で，ある程度腱損傷の判断は可能であったが，エコー観察により明確に腱の肥厚が確認できた外傷性長頭腱炎である．患者に比較した画像をみせることにより信頼関係が生まれる．

●橈骨頸部骨折●

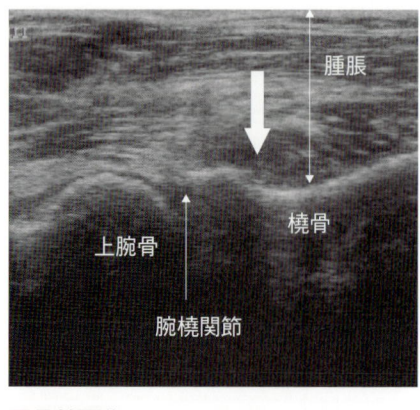

腫脹
橈骨
上腕骨
腕橈関節

■長軸画像 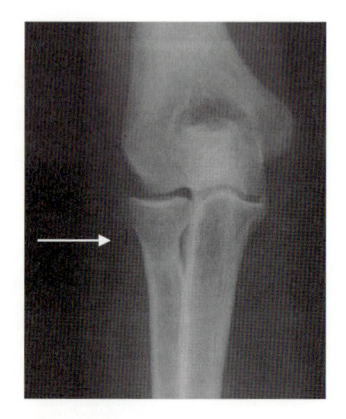　　　■X線像

橈骨頸部骨折：肘関節外側からの長軸走査により，かなり腫脹が著明であることがわかる．橈骨を骨頭から観察していくと，頸部で骨の線状高エコーにかすかに不整がみられる．骨折と考えられる．当然，肘関節の回内・回外によって疼痛を有し，限局性圧痛が橈骨付近に認められた．医院において対診して，X線の結果，上記診断を得た．引き続き加療継続を指示された．

●橈骨遠位端骨折●

背側屈曲　　　　　　　　　　　　　　　　　　　　橈側屈曲

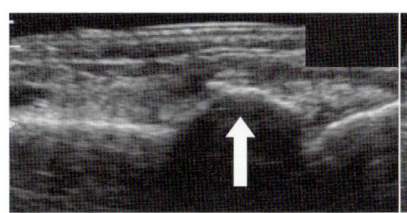

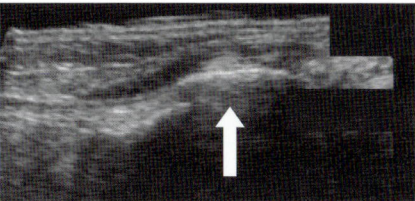

■ 整復前：矢印は転位方向を示す．

背側屈曲　　　　　　　　　　　　　　　　　　　　橈側屈曲

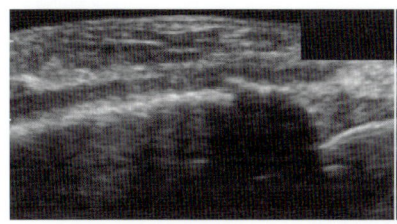

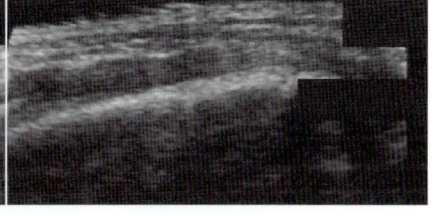

■ 整復後：骨折の転位・変形が修復されたことが証明された．

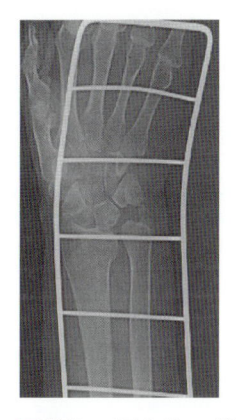

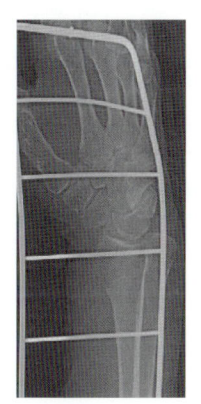

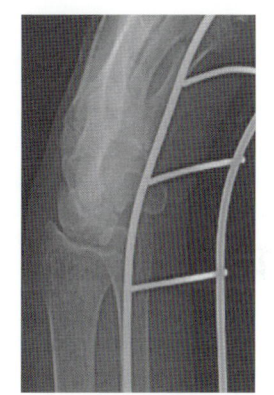

■ 整復・固定後Ｘ線

　橈骨遠位端骨折：橈骨遠位端の背側・橈側からの観察である．エコー画像では明らかに骨の線状高エコーは途絶し，段差がみられた．顕著に転位・変形している．エコー像を描出しながら，整復動作にはいる．整復後固定処置を行ったが，正しく整復されているか，確認の意味でも有効であった．ただし，背側からのみの観察に限られた．エコーでは，リアルタイムに何回も観察可能であり，整復後のチェックも可能である利点がある．

●股関節捻挫・単純性関節水腫●

■患側　　　　　　　　　　■健側

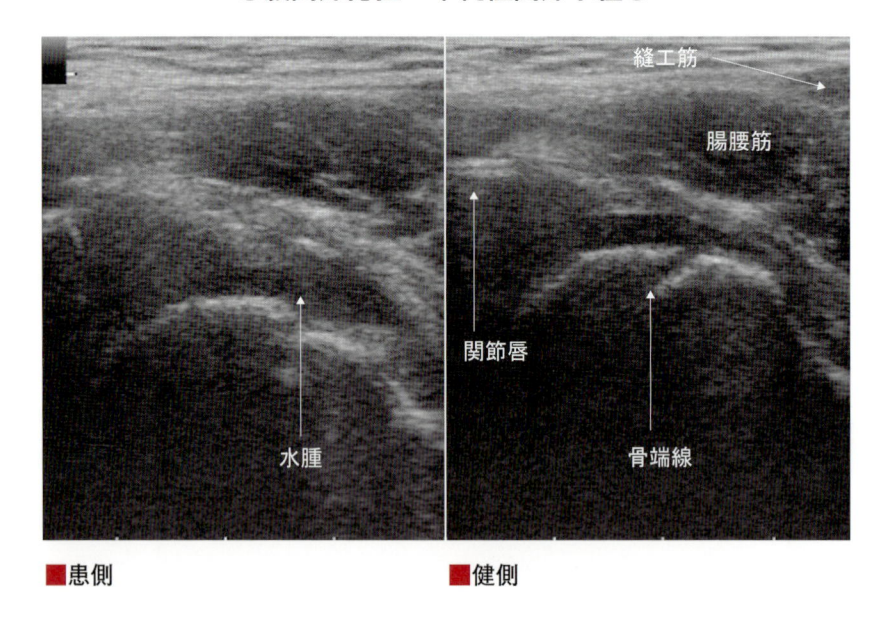

股関節捻挫・単純性関節水腫：股関節では，まず長軸走査によって，頸部骨折や大腿骨頭骨折がないかなどに注目する．当然，臨床所見を重視する．この症例では，患側に水腫がみられた．単純性の関節水腫と考えられる．ときには，化膿性関節炎や，リウマチによる水腫などもあるので，十分に原因などを確認しておく．

　幼児股関節への超音波アプローチの有用性もいわれているが，成人の股関節に対しても十分に観察可能である．その他，関節唇損傷や腸腰筋・縫工筋の損傷にも有用である．

第 3 章　臨床応用／六大関節の典型症例　　91

●大腿部肉ばなれ●

――― 長軸画像

中枢側　　　　　　　　　末梢側
大腿直筋 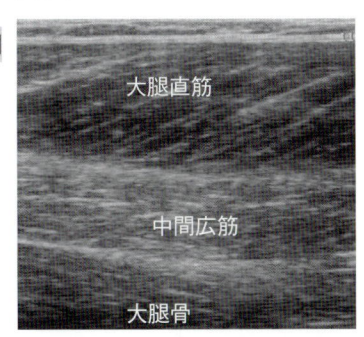
中間広筋
大腿骨
■健側

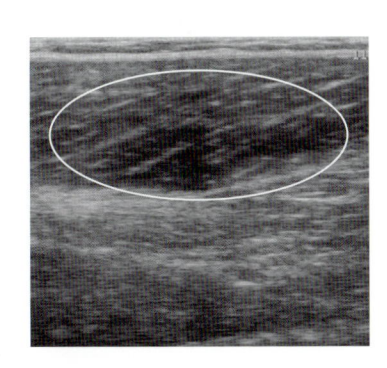

――― 短軸画像

外　側　　　　　　　　　内　側
大腿直筋 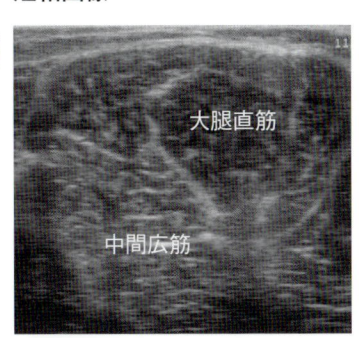
中間広筋
■健側

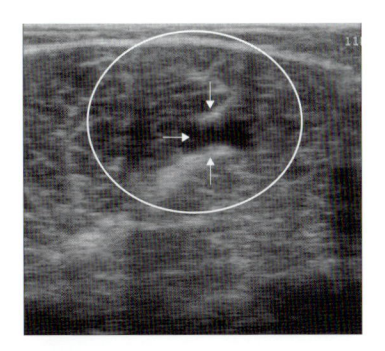

■患側

■患側

　大腿部肉ばなれ：肉ばなれでは，臨床所見を重視する．その上で，損傷部位をマーキングして長軸から短軸へと走査する．長軸走査では，筋線維構造のみだれや内出血を示す低エコー域がみられる．短軸走査でも，筋線維に対応したドットの不整が観察される．また出血があれば，低エコー域もみられる．これらを総合的に判断して，肉ばなれのステージ分類をし，治療法を決定するべきである．

●オスグッド病●

―― 長軸画像

骨不整像および
骨の剥離

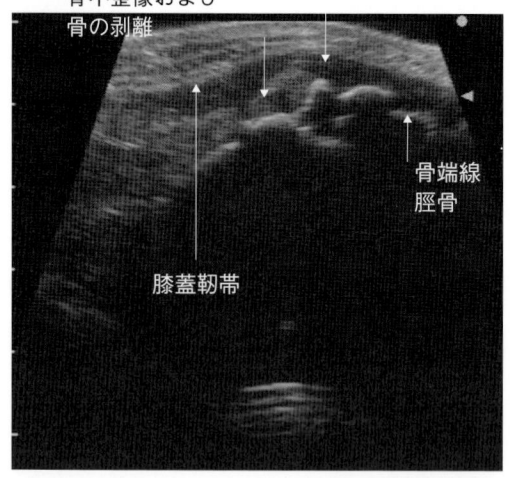

膝蓋靭帯

骨端線
脛骨

オスグッド病：これは，膝前面膝蓋靭帯から脛骨粗面にかけての長軸走査である．オスグッド病にもステージがあり，描出される画像も多種多様である．この症例は進行期であり，程度も強く，筆者は，剥離があると理解している．

●アキレス腱炎●

── 長軸画像　　　　　　　　── 短軸画像

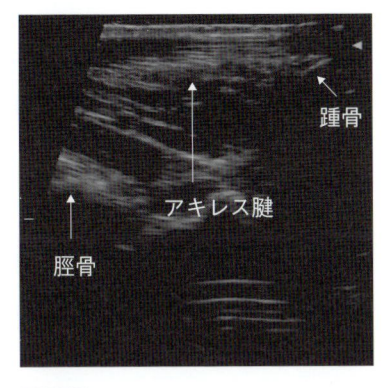

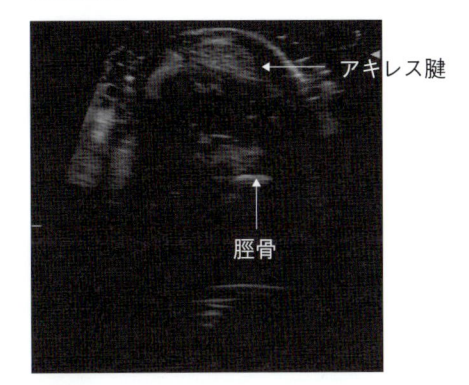

■健側　　　　　　　　　　　■健側

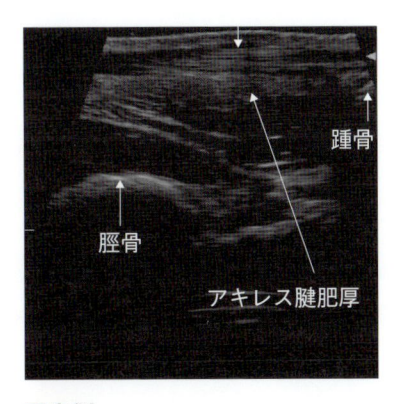

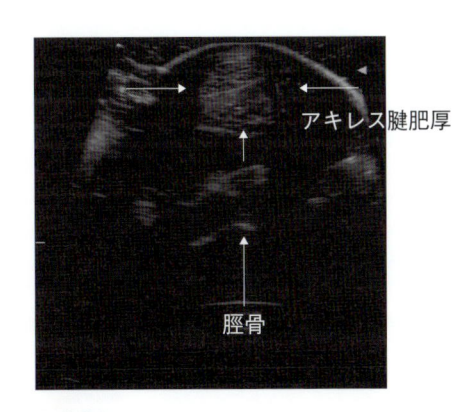

(長軸画像 健側：踵骨、アキレス腱、脛骨)
(短軸画像 健側：アキレス腱、脛骨)

■患側　　　　　　　　　　　■患側

(長軸画像 患側：脛骨、踵骨、アキレス腱肥厚)
(短軸画像 患側：アキレス腱肥厚、脛骨)

　アキレス腱炎：アキレス腱は，比較的描出しやすい．長軸画像では帯状の線状高エコーとして観察される．患側画像では，明らかに腱実質の肥厚がみられる．当然圧痛もあり，つま先立ちや走行時に痛みを訴える．確認の意味で，短軸走査を行うにあたり，観察部位に注意が必要である．

●第5中足骨骨折●

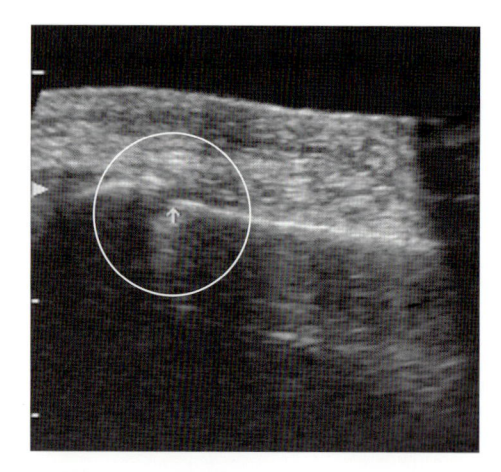

■背側より長軸走査 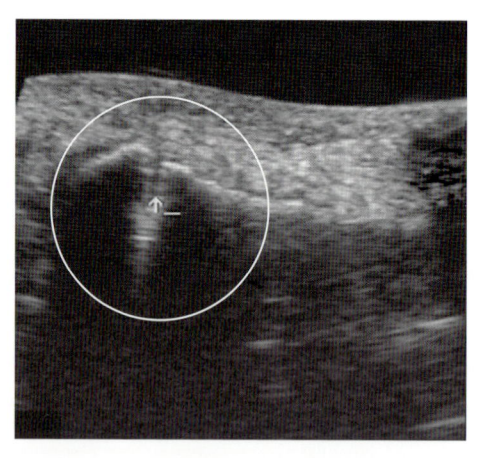　　　　■外側より長軸走査

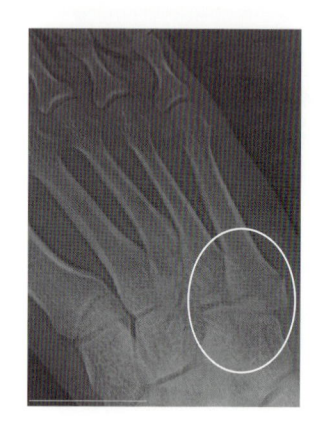

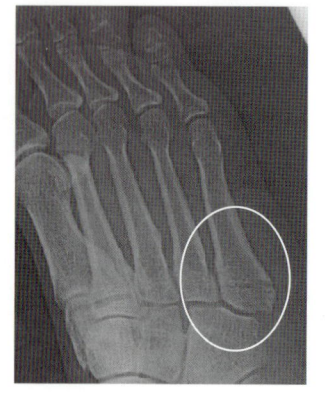

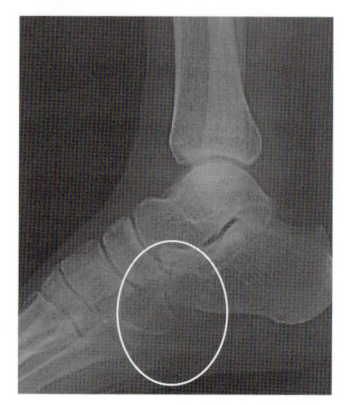

■X線像

　第5中足骨骨折：第5中足骨の長軸走査によって，容易に判断できる．明らかに骨の線状高エコーが途絶しており，骨折端が開いている（矢印）．そのため，骨折部にエコーの進入がみられる．骨端の開きや転位により手術適応を判断する．特に皮下骨折で軟部組織の薄い部位では，エコー観察は有効といえる．

参考文献

1) 勝見泰和・監修：中村辰三，増田雅保：柔道整復師のための超音波観察法．医歯薬出版，東京，2003．
2) 伊東紘一，平田經雄・編集：八木晋一，他：基礎超音波医学．医歯薬出版，東京，1999．
3) 福田宏明，久保田光博・監修：白石周一：整形外科超音波診断入門．メディカル・コア，1995．
4) 東洋療法学校協会・編：河野邦雄，伊藤隆造，堺章：解剖学．（第1版），医歯薬出版，東京，1991．
5) 伊藤隆：解剖学講義．南山堂，東京，1983．
6) 川口晃太郎・編：辻本文雄：超音波医学辞典．（第1版），秀潤社，東京，2000．
7) 大川井宏明：超音波観察法・診断法．（第1版），東洋出版，1997．
8) 瀬本善啓，大槻勝紀，末吉公三：四肢・脊柱の断層解剖アトラス．南江堂，東京，2005．
9) 坂井建雄，宮本賢一，小西真人，工藤宏幸：カラー図解 人体の正常構造と機能 X運動器．日本医事新報社，東京，2005．
10) 皆川洋至・監修：見て分かる「肩の解剖と超音波診断」DVD，（株）エス・エス・ビー，2005．
11) M. R. H. McMinn, R. T. Hutchings, J. Pegington, P. H. Abrahams：佐藤達夫・訳：人体解剖カラーアトラス（原書第3版）．南江堂，東京，1995．
12) Harold Ellis, Bari M Logan, Adrian K Dixon：年森清隆，伊藤千鶴・訳：断層解剖カラーアトラス（原書第2版）．南江堂，東京，2003．
13) 越智淳三・訳：分冊 解剖学アトラスI．（第1版），文光堂，東京，1989．

索　引

■アルファベット■

A モード ……………………………… 5
B モード ……………………………… 5
D モード ……………………………… 5
DIP 関節 ……………………………… 53
facet ……………………………… 31, 41
Hz（ヘルツ）………………………… 3
IF ……………………………………… 31
M モード ……………………………… 5
MF ……………………………………… 31
MP 関節 ……………………………… 51
PIP 関節 ……………………………… 52
rotator cuff ………………………… 28
SF ……………………………………… 31

■あ■

アーク ………………………………… 6
アーチファクト ……………………… 14
アキレス腱炎 ………………………… 93
アキレス腱断裂 ……………………… 76
アキレス腱付着部 …………………… 78

■い■

医療訴訟 ……………………………… 87

■う■

ウォーターバック …………………… 16
動き …………………………………… 5

■え■

エコーレベル ……………………… 13, 64

■お■

オスグッド病 ………………………… 92
音響陰影 …………………………… 14, 19
音響インピーダンス ………………… 8
音響増強 …………………………… 14, 18
音響特性 …………………………… 5, 20

■か■

下腿部 ………………………………… 76
下腿部後面 …………………………… 78
画像の描出方法 ……………………… 21
外果 …………………………………… 76
外側広筋 ……………………………… 55
外側側副靭帯 ………………………… 36
外側半月 ……………………………… 62
拡散減衰 ……………………………… 11
滑車切痕 ……………………………… 36
関心領域 ……………………………… 87
関節水腫 ……………………………… 90

■き■

輝度 …………………………………… 5
吸収減衰 ……………………………… 11
球関節 ………………………………… 36
虚像 …………………………………… 14
距離分解能 …………………………… 12
胸鎖関節 …………………………… 25, 26
鏡像現象 …………………………… 14, 19
棘下筋 ……………………………… 31, 33
　——付着面 ………………………… 31
棘上筋 ………………………………… 33
　——付着面 ………………………… 31
筋腱移行部 …………………………… 78

■く■

屈筋支帯 ……………………………… 46
屈折 ………………………………… 7, 10

■け■

脛骨顆部 ……………………………… 67
脛骨外側顆 …………………………… 73
脛骨後顆間区 ……………………… 62, 67
脛骨粗面 ……………………………… 62
脛骨内側顆 …………………………… 70
結節間溝の描出 ……………………… 25
肩関節 ………………………………… 25

肩甲下筋・腱……………………28, 29
肩甲上腕関節………………………25, 27
肩鎖関節……………………………25, 26
肩峰下滑液包…………………………31
肩峰下滑液包炎………………………31
腱板……………………………………28
　　——の描出肢位…………………28, 30
　　——の描出方法…………………28, 30
限局性圧痛……………………………88
減衰………………………………7, 11
減衰率…………………………………12

■こ■

コンベックス…………………………6
股関節…………………………………57
股関節捻挫……………………………90
後顆間区………………………………67
後十字靱帯………………………62, 67
鈎状突起………………………………43
鈎突窩…………………………………36

■さ■

サーキュラ……………………………6
サイドローブ……………………14, 15
坐骨結節………………………………58
散乱………………………………7, 10
散乱減衰………………………………11

■し■

シンスプリント………………………76
脂肪体…………………………………36
視診……………………………………87
膝窩筋…………………………………67
膝窩静脈………………………………62
膝窩中央………………………………67
膝窩動脈…………………………62, 67
膝蓋骨……………………………58, 62
膝蓋靱帯………………………………62
膝外側面………………………………73
膝関節…………………………………62
膝後面…………………………………67
膝前面…………………………………64
膝内側面………………………………70
尺骨神経溝……………………………45
尺骨粗面………………………………36

手根管……………………………46, 49
手根管症候群…………………………46
受傷機転………………………………87
周期……………………………………3
周波数…………………………………3
柔道整復領域…………………………87
小結節…………………………………25
小転子…………………………………55
踵骨隆起………………………………78
上前腸骨棘……………………………58
上橈尺関節……………………………36
上腕骨外側上顆…………………41, 42
上腕骨下端部……………………36, 37
上腕骨滑車……………………………36
上腕骨小頭……………………………36
上腕骨内側上顆…………………43, 45
上腕二頭筋長頭腱……………………25
上腕二頭筋長頭腱炎…………………88
触診……………………………………87
振動子…………………………………5
振幅………………………………3, 5
深指屈筋………………………………46
深指屈筋腱……………………………46

■す■

スライス方向分解能…………………12

■せ■

セクタ…………………………………6
正常画像………………………………87
正中神経…………………………46, 49
浅指屈筋………………………………46
浅指屈筋腱……………………………46
線状高エコー…………………………88
前距腓靱帯……………………………82
前脛骨筋………………………………76

■そ■

走査……………………………………6
足部……………………………………81
足底筋…………………………………67
側方陰影………………………………19

■た■

多重反射…………………………14, 17

大結節	25, 31, 32
大腿骨下端部	59
大腿骨顆部	67
大腿骨外側顆	58
大腿骨頸	55
大腿骨頸部骨折	55
大腿骨上端部	59
大腿骨大転子	58
大腿骨頭	55
大腿骨内側顆	58
大腿二頭筋	62
大腿部	58
大腿部肉ばなれ	91
大転子	55
大腰筋	55
第5中足骨骨折	94
単純性関節水腫	90
探触子	5
短軸走査	21
断層解剖	87

■ち■

中足骨	84
肘部管症候群	45
長軸走査	21
超音波検査装置	1
——使用上のルール	2
——のデメリット	1
——のメリット	1
超音波工学	1
腸腰筋	55

■て■

| テニス肘 | 41 |

■と■

ドプラ効果	5
透過	7, 9
透過波	9
橈骨遠位端	46
橈骨遠位端骨折	89
橈骨頸部骨折	88
橈骨頭	36, 42
橈骨頭窩	36
動的観察	45

■な■

内果	76
内旋運動	28
内側広筋	55
内側側副靱帯	43, 44
内側半月	62

■に■

| 入射角 | 21 |
| 入射波 | 9 |

■は■

パノラマ画像（指）	46, 50
波長	3
反射	7, 8
反射波	9
半腱様筋	62
半膜様筋	62

■ひ■

ヒラメ筋	76
腓骨頭	62
腓腹筋外側頭	62, 76
腓腹筋内側頭	62, 76
腓腹筋肉ばなれ	76

■ふ■

プローブ	5
——の動かし方	21, 24
——持ち方	24
分解能	12

■へ■

| 変形性股関節症 | 55 |

■ほ■

| 保険請求 | 87 |
| 方位分解能 | 12 |

■み■

| ミラー現象 | 14 |

■め■

| メインローブ | 15 |

■も■

問診……………………………………87

■や■

野球肘…………………………………36

■ら■

ラジアル………………………………… 6
ランドマーク…………………………25

■り■

リスター結節………………………… 22, 46
リニア…………………………………… 6
離断性骨軟骨炎………………………36
輪状靭帯………………………………36

■わ■

腕尺関節……………………………… 36, 40
腕橈関節……………………………… 36, 38

【著者略歴】

中村 辰三
- 1940年　兵庫県生まれ
- 1971年　同志社大学卒業
- 1984～95年　明治東洋医学院専門学校校長
- 1990～92年　明治東洋医科大学サンフランシスコ校初代学長
- 1995～98年　明治鍼灸大学・大学院教授，学部長
- 1998～2006年　明治鍼灸大学鍼灸学部および保健医療学部教授を歴任
- 1999年　大阪大学より博士（学術）を授与される
- 2007年　森ノ宮医療大学教授・保健医療学部学部長　現在に至る
- 著書：『柔道整復師のための超音波観察法』，『お灸入門』（医歯薬出版）ほか多数

曽山 良之輔
- 1970年　新潟県生まれ
- 1991年　赤門鍼灸柔整専門学校柔道整復科卒業
- 1993年　同・鍼灸指圧科卒業
- 2000年　こうふく鍼灸接骨院・院長　現在に至る

柳田 雅彦
- 1964年　福島県生まれ
- 1986年　東洋鍼灸専門学校卒業
- 1997年　帝京医学技術専門学校卒業
- 1998年　いずみ接骨院・院長　現在に至る

増田 雅保
- 1956年　大阪府生まれ
- 1979年　関西大学法学部卒業
- 1980～83年　関西鍼灸柔整専門学校（柔整科・鍼灸科）卒業
- 1983年　増田整骨院（正雀）開業
- 1983～2000年　大阪医科大学ペインクリニックおよび昭和病院にて研修
- 2000～04年　大阪大学歯学部口腔解剖学第2講座研究生
- 2003年　明治国際医療大学（旧明治鍼灸大学）非常勤講師　現在に至る
- 著書：『柔道整復師のための超音波観察法』（医歯薬出版）

入門 運動器の超音波観察法　ISBN 978-4-263-24235-3

2008年4月20日　第1版第1刷発行
2011年2月20日　第1版第2刷発行

編　集　日本超音波骨軟組織学会
発行者　大　畑　秀　穂
発行所　医歯薬出版株式会社

〒113-8612　東京都文京区本駒込1-7-10
TEL. (03) 5395—7641（編集）・7616（販売）
FAX. (03) 5395—7624（編集）・8563（販売）
http://www.ishiyaku.co.jp/
郵便振替番号 00190-5-13816

乱丁・落丁の際はお取り替えいたします．　　印刷・壮光舎印刷／製本・明光社
© Ishiyaku Publishers, Inc., 2008. Printed in Japan　［検印廃止］

本書の複製権，翻訳権，翻案権，上映権，譲渡権，貸与権，公衆送信権（送信可能化権を含む）は，医歯薬出版(株)が保有します．

JCOPY ＜(社)出版者著作権管理機構 委託出版物＞

本書の無断複写は，著作権法上での例外を除き禁じられています．複写される場合は，そのつど事前に(社)出版者著作権管理機構（電話 03-3513-6969, FAX 03-3513-6979, e-mail：info@jcopy.or.jp）の許諾を得てください．

柔道整復師のための超音波観察法

◆勝見泰和（宇治武田病院院長）監修
　中村辰三（森ノ宮医療大学保健医療学部教授）
　増田雅保（増田整骨院長）著
◆B5判　304頁　定価（本体7,000円 税5%）

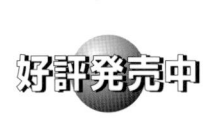

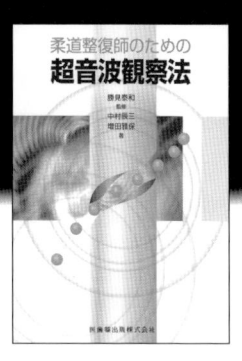

ISBN978-4-263-24186-8

好評発売中

本書の主な特徴

●超音波観察法の実際について，上肢・下肢・体幹に分けて記述したテキスト．超音波観察法は人体に被侵襲性でリアルタイムに病態観察が可能であり，骨・関節損傷・軟部組織障害に有効である．従来のように治療者の経験・裁量にたよるのでなく，科学的根拠に基づく医療技術の先鞭となる書でもある．

本書の主な特徴

超音波工学の基礎　超音波画像観察法臨床例 上肢帯・上肢編　超音波画像観察法臨床 下肢帯・下肢編　超音波画像観察法臨床例 体幹編　捻挫・挫傷・肉ばなれ

●定評ある「関節運動学的アプローチ（AKA）―博田法」の全面改訂第2版！

AKA 関節運動学的アプローチ ―博田法　第2版

好評発売中

博田　節夫（日本関節運動学的アプローチ（AKA）医学会理事長）編著
西薗　博章（国立病院機構大阪南医療センターリハビリテーション科）
伊藤　浩一（国立病院機構近畿中央胸部疾患センター附属リハビリテーション学院理学療法学科）
農端　芳之（国立病院機構大阪医療センターリハビリテーション科）
井端　康人（国立病院機構宇多野病院リハビリテーション科）
博田　節夫（日本関節運動学的アプローチ（AKA）医学会理事長）著

■A4変型判　232頁　定価7,140円（本体6,800円 税5%）

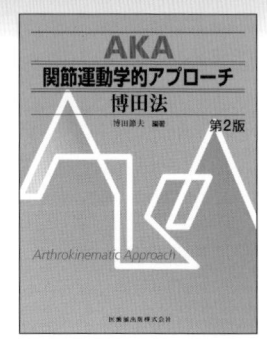

ISBN978-4-263-21309-4

本書の主な特徴

●これまでのAKA技術に修正を加えながら，新知見を盛り込み，新しい技術の詳細を，全編にわたって，わかりやすいイラストと鮮明な写真を収載して詳解．特に最新の技術を第5，6章に記載．そのほかにも，関節神経学的治療法（articular neurological therapy：ANT）を加え内容を一新した．
●大好評を博しているDVD版も2008年秋に第2版を発売予定．

●弊社の全出版物の情報はホームページでご覧いただけます．http://www.ishiyaku.co.jp/

医歯薬出版株式会社／〒113-8612 東京都文京区本駒込1-7-10／TEL. 03-5395-7610　FAX. 03-5395-7611